ANECDOTES
MÉDICALES

BONS MOTS
PENSÉES ET MAXIMES — CHANSONS
ÉPIGRAMMES, ETC.

Recueillis et annotés par le Docteur

G.-J. WITKOWSKI

La mère en *défendra* la lecture à sa fille.

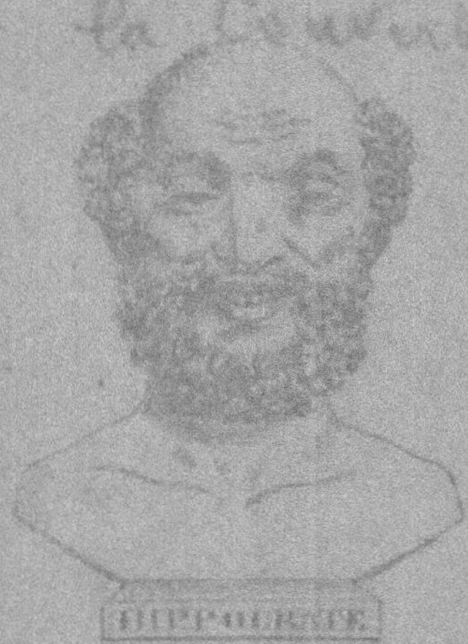

PARIS
C. MARPON ET E. FLAMMARION, ÉDITEURS
Galeries de l'Odéon, & rue Racine, 26

SUCCURSALES :

Boulevard des Italiens, 10, et rue Auber, 14

1882

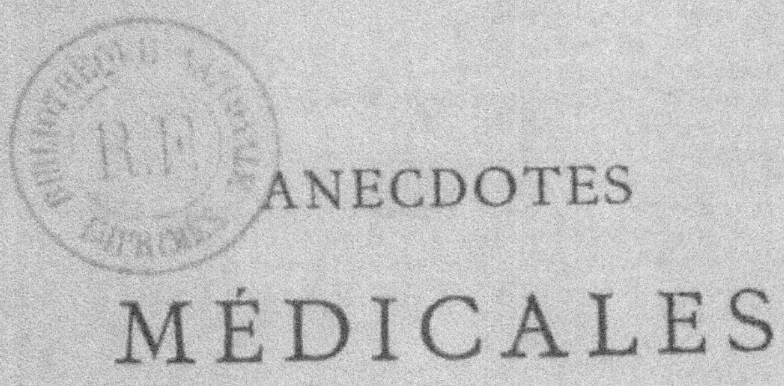

ANECDOTES

MÉDICALES

ANECDOTES
MÉDICALES

BONS MOTS

PENSÉES ET MAXIMES — CHANSONS

ÉPIGRAMMES, ETC.

Recueillis et annotés par le Docteur

G.-J. WITKOWSKI

La mère en défendra la lecture à sa fille.

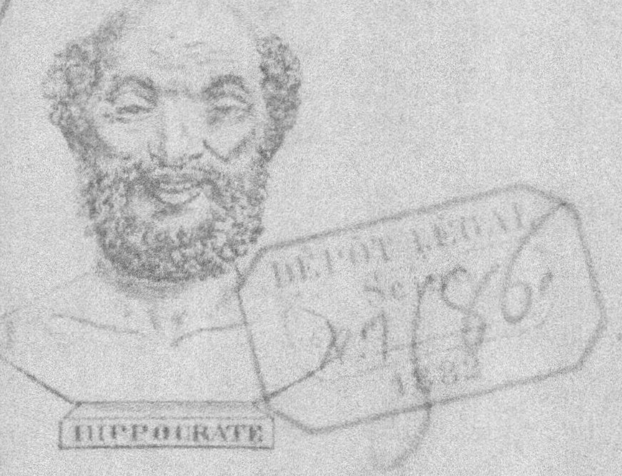

PARIS
C. MARPON ET E. FLAMMARION, ÉDITEURS

Galeries de l'Odéon, & rue Racine, 26

SUCCURSALES :

Boulevard des Italiens, 10, et rue Auber, 14

1882

PRÉFACE

—

Condillac a dit dans son *Art d'écrire* : « Les préfaces sont une source d'abus ; c'est là que se déploie l'ostentation d'un auteur qui exagère quelquefois ridiculement le prix des sujets qu'il traite. »

Nous nous garderons bien de tomber dans ce travers. Notre intention n'est pas ici de révolutionner quoi que ce soit dans l'ordre moral, civil ou politique ; nous voulons donner un passe-temps agréable à nos lecteurs, en publiant un pendant à la *Médecine littéraire et anecdotique*, que nous avons faite avec notre confrère et ami le Dr Gorecki. Nous souhaitons que ce nouveau volume trouve auprès du public le même accueil bienveillant que son devancier.

Fidèle à une vieille maxime d'Horace qui nous a servi de guide pour la plupart de nos travaux, nous avons cherché, dans nos *Anecdotes médicales*, à unir l'utile à l'agréable,

> *Passant du grave au doux, du plaisant au sévère.*

Un seul genre a été éliminé avec soin : le genre ennuyeux.

Sans cependant en abuser, nous avons fait une bonne part à la plaisanterie gauloise, dont l'allure vive et franche est un des traits de l'esprit français. Notre recueil n'est donc pas écrit « pour les petites filles dont on coupe le pain en tartine »

Il s'adresse à la fois au monde médical, qui y trouvera, sous une enveloppe légère, des renseignements précieux, et au public mondain, qui est généralement friand de ces sortes d'écrits.

Faut-il répondre à certains puritains qui voudraient nous empêcher de rire et d'égayer les autres? Ils prétendent que nous nuisons à notre réputation. Ces esprits chagrins nous refusent quelques instants de délassement après les fatigues d'une profession la plus pénible et la plus ingrate de toutes, qui ne laisse au médecin, comme on l'a dit avec trop de raison, que l'alternative de mourir de faim, s'il végète, ou de fatigue, s'il est occupé.

Nous nous contenterons d'adresser à ces Aristarques de l'école de Basile le quatrain que le Dr Pourrat a fait à leur intention :

> *Zoïles empesés! Quoi! pour calmer sa rate,*
> *Faut-il qu'un médecin n'écrive jamais rien?*
> *Faut-il qu'il se contente, en vous prenant la patte,*
> *De vous faire tirer la langue comme un chien?*

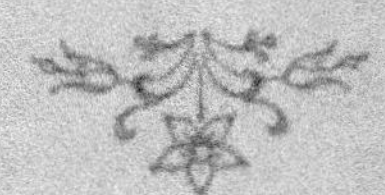

Anecdotes Médicales

DÉCLARATION D'UN ACCOUCHEUR

LE JOUR DE NOËL

C'est ce soir que Jésus abandonne le lieu
  Que depuis neuf mois il habite.
D'un homme, vous aussi, vous pouvez faire un Dieu
En me donnant, chez vous, l'appartement qu'il quitte.

Dr TOPJA.

UN VIEUX CHIRURGIEN ENCORE VERT

..... Un soir, après une de ces chasses où l'on avait parcouru le bois toute la journée, une des dames, qui était enceinte, éprouva ces premières douleurs qui indiquent un prochain accouchement : on fut effrayé. La chose se passait à la Muette, il était impossible de transporter la dame à Paris, et peut-être n'aurait-on pas même le temps de faire venir un médecin. Le roi était dans la plus grande détresse.

— Oh mon Dieu ! s'écria-t-il, mais, si l'opération presse comme on le dit, qui donc s'en chargera ?

— Moi, Sire, répondit le premier chirurgien La Peyronie, qui se trouvait là. J'ai accouché autrefois.

— Oui, dit Mlle de Charolais ; mais cet exercice demande de la pratique, et peut-être n'êtes-vous plus au fait ?

— Oh ! n'ayez aucune crainte, mademoiselle, dit La Peyronie, blessé qu'on mît sa science en doute, on n'oublie pas plus à les ôter qu'à les mettre.

A. Dumas (*Louis XV et sa cour*).

***

SONNET MÉDICAL

CALVITIE

Coiffeur ! tu me trompais, quand, par tes artifices,
Tu disais raffermir mes cheveux défaillants.
Ceux qu'avaient épargnés tes fers aux mors brûlants,
Tu les assassinais d'eaux régénératrices !

Tu m'as causé, coiffeur, de si grands préjudices,
Que je te voudrais voir, ayant perdu le sens,
Sur toi-même épuiser tes drogues corruptrices
Et tourner contre toi tes engins malfaisants.

Ainsi, quand l'ouragan s'abat sur la futaie,
D'un souffle destructeur il arrache et balaie
La verte frondaison qui jonche le chemin.

Au bocage pareil, mon front est sans mystère.
Il ne me reste plus un cheveu sur la terre,
Et je gémis, songeant au crâne de Robin (1).

Dr G. C.

*
* *

GAULOISERIE

Un jeune médecin disait à une fille de Paris qui avait une grosse fièvre : « J'ai, ma mie, une poudre spécifique contre votre mal. Si vous êtes vierge, elle vous guérira infailliblement ; si, au contraire, vous ne l'êtes pas et que vous osiez en faire usage, elle vous sera très nuisible ; voyez, consultez-vous, et surtout ne me trompez pas. » La malade, après un peu de réflexion, lui dit : « Donnez-moi, je vous prie, quelque autre remède, et, si vous y mettez de votre poudre, n'en mettez pas beaucoup... »

Dr SIMPLICE (L'Union médicale).

(1) Professeur d'histologie à la Faculté de Paris.

*
* *

A LA FIN DE LA SAISON D'EAUX

—

C'est partout le même dialogue.

— Docteur, je pars et viens prendre congé de vous.

— Déjà ?

— J'ai fait ma saison… mes vingt-deux jours.

— Eh bien! comment vous trouvez-vous ?

— Euh! euh! toujours la même chose.

— Attendez d'être rentré à Paris… le mieux se manifestera.

— Croyez-vous, docteur?

— J'en suis sûr. Et puis, une saison, ce n'est pas assez. Vous n'obtiendrez de résultats vraiment efficaces qu'après une seconde saison. Celle-ci n'est qu'un prélude.

— Ah!

— Il serait même dangereux d'en rester là. Votre organisation a reçu une secousse qui doit avoir son écho l'an prochain.

— J'avais cependant compté sur une cure, docteur.

— Moi aussi, certainement; mais cette cure n'eût été que factice. Je vous aurais blanchi, je ne vous aurais pas guéri.

— Eh! eh! blanchi, c'est déjà quelque chose.

— Revenez l'an prochain, vous dis-je. Le plus fort est fait. Et puis... ayez confiance en moi.

— M'avez-vous préparé ma petite note, docteur?

— Je crois que oui. La voici justement.

Le malade y jette un coup d'œil et pâlit. Le médecin s'en aperçoit et s'empresse de dire :

— Vous me permettrez de vous avoir traité en ami.

Ch. Monselet.

*
* *

LE MALADE ET LE CHIRURGIEN

—

Un malade avait un ulcère
Qui lui faisait souffrir les plus vives douleurs.
Baume, onguents de toutes couleurs
Étaient bien employés ; mais on avait beau faire,
Ils étaient employés en vain.
Le mal allait toujours son train.
Il fallut se résoudre à couper la chair vive.
On fait donc avertir un maître opérateur,
Fameux chirurgien, habile découpeur,
Qui retirait les gens de la fatale rive.
Notre homme sur-le-champ arrive,
Tire ses instruments, fait maint préparatif,
Et met enfin la main sur la triste victime.
D'abord elle tint bon ; mais quand on fut au vif,
Du malade aussitôt la colère s'anime ;
Il roule des yeux furieux,
Et parmi ses transports fougueux,
Contre son bienfaiteur il vomit mille injures,
L'accable de paroles dures,

Le traite de cruel, de bourreau, d'assassin.
L'opérateur pourtant va toujours son chemin,
    Met l'appareil sur la blessure,
Et donne des moyens pour achever la cure.
Tout réussit au mieux, et l'homme estropié
    Dans huit jours se trouva sur pied.
Son bienfaiteur alors vint lui rendre visite.
    « Voici, lui dit-il, l'assassin
Qui l'autre jour sur vous osa porter la main.
Il vient subir ici la peine qu'il mérite.
— Ah! que dites-vous là? lui répondit soudain
Le malade, animé par la reconnaissance.
Ne me reprochez plus ces mots que la douleur
    M'arracha par sa violence.
Je sens que je vous dois, hélas! tout mon bonheur;
    Je sens que sans votre rigueur
    J'aurais traversé l'onde noire;
Vous serez à jamais présent à ma mémoire,
    Vous vivrez toujours dans mon cœur. »

    La rigueur d'un maître sévère,   [déplaît;]
Quand nous sommes enfants, nous choque et nous
    Mais quand la raison nous éclaire,
    Nous voyons qu'elle est un bienfait.

Le Bailly.

* *

UN MOT D'ACCOUCHEUR

—

Le Dr P... venait d'accoucher une superbe personne, très enviable et très enviée. Dans le premier moment d'effervescence, et tenant encore le moutard dans les mains : « Ah! petit, s'écria-t-il, par reconnaissance, tu devrais bien me passer ta contre-marque. »

*
* *

SIMPLE AFFAIRE D'APPRÉCIATION

—

C'est en cour d'assises que cela se passe.

Le Président : Enfin il est prouvé que vous avez empoisonné votre femme avec du laudanum.

Le prévenu : Oh! non, mon président, je lui en ai donné une dose trop forte, voilà tout.

Le Président : Mais ce n'est pas une circonstance atténuante, tant s'en faut.

Le prévenu : Si fait, mon président, en y mettant de la complaisance, vous pourrez ne me condamner que pour exercice illégal de la médecine...

*
* *

DISCOURS

QUI DEVAIT ÊTRE LU DANS UN BANQUET
DE MÉDECINS HYDROLOGISTES

—

Chers collègues, s'il est un fait
Bien établi, c'est que nous sommes
Des plus discrets parmi les hommes.
Dans ce monde, où nul n'est parfait,
C'est une chose méritoire
Que d'avoir une qualité
Bien manifeste, bien notoire ;
Et nous devons nous faire gloire
De ce mérite incontesté.

I.

Nos cabinets, vrais sanctuaires,
Sont des tombeaux pour les secrets.
Donc nous sommes gens très discrets.
Mais, tout en possédant, Confrères,
La vertu dont nous nous flattons,
De temps en temps nous commettons
Des indiscrétions énormes,
Assurément sans le vouloir.
Comment cela? — Vous allez voir.
Tous les ans, sous diverses formes,
Nous publions de bons travaux;
Des volumes ou des brochures,
Qui relatent les faits nouveaux,
Les cas rares, les belles cures,
Tout ce qui peut flatter nos Eaux.
Ce sont là de saines lectures
Pour nos confrères. Mais (ceci
Doit nous causer quelque souci)
Le bon public les lit aussi.
Notice, brochure ou volume,
Tout ce qui sort de votre plume
Est lu, dévoré, commenté
Par vos charmants clients d'été.
Cette lecture leur est chère.
Comme ils n'ont pas grand'chose à faire,
On les excuse, en vérité.

Mais on a pu voir, d'aventure,
De regrettables incidents
Résulter de cette lecture;
Et, bien que nous soyons prudents;
Que, suivant une règle sage,
Par l'initiale d'usage
Les noms propres sont remplacés,
Quelquefois ce n'est pas assez,
On devine le personnage
Sujet d'une *Observation*.
Les détails le font reconnaître.
Le nom est trahi par la lettre,
Inutile précaution.

Des situations gênantes
En peuvent résulter parfois.
Exemple : — On lit, à demi-voix,
Au salon : « *Madame A***, de Nantes ;*
« *Quarante ans. — Teint couperosé.* »

— Madame A*** ? J'y suis. — C'est, ma chère,
Celle qui, la saison dernière,
Dans le salon a tant posé.
Lisons ça. — « *Teint couperosé,*
« *Se ressent de l'âge critique.* »
— Elle a menti ; ses quarante ans
Sont bien dépassés. — « *Pas d'enfants.*
« *Elle porte depuis longtemps*
« *Une ceinture hypogastrique.* »
— Ah bien ! lorsque l'on en est là,
Je ne comprends pas que l'on pose.

Et pendant qu'on dit tout cela,
Juste à ce même instant, voilà
Que la dame à la couperose
Entre au salon. — Ça jette un froid.
Et la chose se renouvelle
Assez fréquemment, croyez-moi,
D'une façon aussi cruelle.

Dans une brochure nouvelle
Une dame trouve ceci :
« *Monsieur D*** ; trente ans ; de Passy ;*
« *Blond, grand, fort, l'aspect d'un Hercule...* »
— Monsieur D*** ; tiens ! c'est le grand blond,
Qui tous les soirs dans le salon
Conduit si bien le cotillon.
C'est intéressant. Voyons donc. —
« *Blond, grand, fort, l'aspect d'un Hercule,*
« *N'a jamais eu qu'un testicule...* »

La lectrice s'arrête là,
Et mord ses doigts pour ne pas rire,

Je sais ce que vous allez dire.
Les dames ne devraient pas lire
Ces écrits médicaux. Holà !
Faites-leur entendre cela !
Et c'est très dangereux, vous dis-je.
Tout d'un coup ce coq du salon,
Ce conducteur de cotillon,
Perd la moitié de son prestige.
Ce n'est pas drôle ! — Mais comment
Éviter ce désagrément ?
Il peut arriver qu'on s'en plaigne.
L'initiale est, dans ce cas,
Un masque qui ne couvre pas ;
Et le nom du pays renseigne
Trop aisément les curieux.
Il faudrait donc prendre contre eux
Des précautions plus complètes,
Pour supprimer de notre mieux
Ces découvertes indiscrètes.

Mais je crois lire dans vos yeux
Que vous trouvez ma crainte vaine,
Surtout ne valant pas la peine
Qu'on en parle si longuement.
Je m'empresse donc de me taire,
Et m'excuserais humblement,
Si j'avais prétendu vous faire
Un discours qui dût être pris
Au sérieux. Non, j'ai compris
Que pour cette charmante fête
La note grave n'est point faite,
Que le sévère est interdit.
Très bon décret sans contredit,
Auquel volontiers je me plie.
Prenez donc tout ce que j'ai dit
Pour une simple fantaisie.

Dr E. BOURGAREL.

*
* *

LE BAIN DE LA MALIBRAN

—

Le lendemain, à sept heures du matin, j'étais rue de Sèvres, à l'hospice des Enfants. Je trouvai les bonnes Sœurs consternées. Le docteur Jadelot venait d'ordonner d'urgence un bain pour un enfant atteint de convulsions effrayantes ; cet enfant résistait avec une telle violence, qu'il était évident que, si on essayait de le baigner de force, l'horrible crise redoublerait, et qu'il mourrait avant d'être dans l'eau. Comment faire? En ce moment, je vis entrer une jeune femme, et quelle ne fut pas ma stupeur en reconnaissant Mme Malibran! C'était elle, oui, c'était bien elle. On a dit que, dans ces occasions, elle s'habillait en sœur de charité. Elle eût regardé ce déguisement comme une profanation. Elle était vêtue de noir; je m'imagine que son costume devait ressembler à celui de ces *béates* espagnoles dont il est parfois question dans les récits de Mérimée, et, si je ne craignais à mon tour de profaner un bon souvenir par une plaisanterie d'un goût douteux, je dirais que cette béate faisait songer à une neuvième béatitude. Les Sœurs, qui semblait habituées à ses visites, la mirent au courant de la situation. Alors, elle s'approcha de l'enfant, toujours en proie à des convulsions épouvantables, et, d'une voix caressante :

« Mon enfant! lui dit-elle, si je vous chantais quelque chose, consentiriez-vous à entrer dans ce bain qui doit vous sauver la vie?... »

De plus en plus agité, le petit malade ne répondit pas; il ne parut pas même avoir entendu. Mme Malibran ne se tint pas pour battue; elle chanta sa célèbre romance : *Bonheur de se revoir!...* puis le boléro madrilène : *Io che son contrabandista!* chanson populaire dont elle avait fait un chef-d'œuvre de passion et de verve. Vous figurez-vous, madame, l'effet de ce chant, tout en demi-teintes, entre les murailles nues d'une salle d'hôpital? Ce fut comme une douce clarté d'aurore s'infiltrant peu à peu à travers les froides ombres d'une nuit d'hiver.

Les bonnes religieuses ne s'étaient jamais trouvées à pareille fête; elles joignaient les mains, elles retenaient leur souffle, elles levaient au ciel leurs yeux humides de larmes, croyant peut-être entendre un de ces anges que *Dieu lui-même écoute* (Lamartine). Quant à moi, je redevenais l'halluciné de la veille; je m'imaginais que je m'étais endormi dans le salon de Mme de la Bouillerie aux derniers accents de Sémiramide et d'Arsace, et que je continuais mon rêve. Mais l'enfant resta complètement insensible à ce prodige de l'art mis au service de la charité. Il était trop jeune pour le comprendre ou trop souffrant pour en jouir. Lorsque les Sœurs essayèrent de le rapprocher de la baignoire, il se débattit dans leurs bras comme un possédé, avec des cris si aigus qu'ils brisaient toutes nos poitrines. — « Allons! c'est fini, il n'y a rien à faire! il faut le laisser mourir! » dit une des Sœurs en pleurant.

En ce moment, le front de Mme Malibran s'éclaira d'une lumière surhumaine. Un sourire angélique se dessina sur ses lèvres; elle prit une des mains brûlantes du malade, et lui dit :

« Cher enfant, si j'entrais dans ce bain, refuserais-tu de t'y laisser mettre avec moi? »

Cette fois, elle fut entendue; l'enfant fit un léger signe de tête et cessa de crier. Aussitôt, internes, étudiants et infirmiers s'écartèrent avec une admiration respectueuse, et je puis bien vous assurer que pas une image sensuelle ne vint se mêler à cet enthousiasme et à ce respect. Les religieuses entourèrent la cantatrice; elle se mit au bain, et tendit les bras à l'enfant qui n'opposait plus de résistance. Cinq minutes après il s'endormit paisiblement sur l'épaule de Desdemona.

Vous devinez aussi, n'est-ce pas? que, une heure plus tard, je guettais Mme Malibran à sa sortie. Elle m'aperçut, me reconnut, et, ne me permettant pas d'achever une phrase que mon trouble m'aurait probablement empêché de finir, elle me dit :

« Jeune homme, retenez bien ceci : il est
plus difficile d'embrasser une rivale que de faire
une bonne œuvre. »

A. DE PONTMARTIN.

(Souvenirs d'un vieux mélomane)

*

LA PREMIÈRE SORTIE

DU CONVALESCENT

AIR : *Muse des bois et des accords champêtres.*

Un mal cruel m'a tenu sous sa serre
Deux mois entiers dans mon lit, moribond.
J'ai cru vingt fois que je quittais la terre,
Touchant le bord de l'abime sans fond.
C'est aujourd'hui ma première sortie.
Le corps penché sur un bras complaisant,
Je songe aux soins dépensés pour ma vie
Et suis heureux d'être convalescent.

Sur tous mes traits la souffrance est gravée ;
En me voyant on dit : « C'est un vieillard
Qui du printemps bénissant l'arrivée,
Vient au soleil redemander sa part.
Mais un sang jeune en mes veines circule
Et rend la force à mon corps languissant.
Comme au captif qui sort de sa cellule,
L'air est si bon pour le convalescent !

Quel éclat prend aujourd'hui la nature !
Arbres où tremble un feuillage nouveau,
Prés dont les fleurs font la riche parure,
Épis naissants et murmurant ruisseau.

Tous ces objets à mon âme attendrie
Portent la paix par leur charme puissant,
Et je sens bien qu'on renaît à la vie,
Quand par bonheur on est convalescent.

Tout est azur et splendeur printanière ;
La sève monte en bourgeons aux rameaux,
Et l'air baigné de vapeurs, de lumière,
Semble m'ouvrir des horizons nouveaux.
Petits oiseaux, jamais votre ramage
Ne me parut plus doux, plus saisissant ;
Au Créateur, si vous rendez hommage,
Chantez aussi pour le convalescent.

Un convoi passe, et la foule s'incline,
Plaignant du mort et la femme et l'enfant ;
Ma fille aussi pourrait être orpheline
Et suivre ainsi ma dépouille en pleurant ;
Quand les liens qui font aimer la terre
Sont tous intacts, quand un œil caressant
Cherche le vôtre, œil de femme ou de mère,
On est heureux d'être convalescent.

E. TILLOT (Gazette des Hôpitaux, 1863).

*
* *

PETIT DICTIONNAIRE DE MÉDECINE (1)

ABSINTHE. — Le génie de ceux qui n'en ont
pas et la mort du génie de ceux qui en ont.

ACCOUCHEUR. — Travailleur de la mère.

(1) Le *Figaro* a publié un grand nombre de ces défini-
ions sous la signature du Dr Grégoire, pseudonyme de
M. Adrien Decourcelles.

ALOÈS (EN FLEUR). — Un immense artichaud, accouchant d'une asperge.

AMBULANCE. — Hospice portatif — horriblement commode !

ANTHRAX. — Un furoncle à héritage.

BAIN. — Un remède préventif, pour les personnes propres ; — un curatif, pour les gens sales.

BINOCLE. — Lunette qui sert à voir quelquefois — et serre le nez toujours.

BISTOURI. — Le baume d'acier.

BONTÉ. — Une folie douce — dont l'expépérience est le meilleur médecin.

BOSSE. — Le sac à la malice.

BOURREAU. — Entrepreneur de morts subites.

CALVITIE. — La couronne du travail, et le couronnement de la débauche.

CERVELLE (SE BRÛLER LA). — Façon de prouver qu'on n'en a guère.

CHAPON. — Le coq — de la chapelle Sixtine.

CHOCOLAT. — Pâte alimentaire, dans laquelle il entre un peu de tout — même du cacao.

CONSTIPÉ. — Garde-manger.

CORDONNIER. — Ainsi appelé parce qu'il donne des cors.

Couperose. — Une maladie qui ne serait rien — si l'on n'en rougissait pas.

Crédulité. — La dysenterie de la croyance.

Déviation. — Façon courtoise de désigner la bosse — de la demoiselle de la maison.

Dos. — On dit : Mettre ses mains derrière son dos. Mais, le derrière du dos, c'est le ventre. — Ne l'oubliez pas.

Eaux minérales et Bains de mer. — Médications très efficaces chez les femmes, généralement inertes chez les maris, quand elles ne leur sont pas contraires (Dr O. Bertherand).

Fiel. — Le sang de l'envie.

Garde-manger. — L'antichambre du médecin.

Gastronomie. — L'art de manger et de digérer — correctement.

Graine de moutarde. — Graine de niais.

Grasseyement. — Un R — qui se pare des plumes du G.

Grossesse. — Philanthropie et repentir.

Guillotine. — Petite lucarne, donnant sur l'éternité.

Hôpital. — Le polygone de la Faculté.

Hydrothérapie. — Eau-de-vie.

Impuissants. — Gens pour qui le verbe *aimer* n'est pas un verbe actif.

INDIGESTION. — Souvenirs et regrets.

LAIT. — Hydrate d'amidon.

LARMES. — Le sang de l'âme.

LAURIER. — Un narcotique — qui empêche bien des gens de dormir.

NOMBRIL. — L'œil du torse (Ingres).

NOURRICE. — Une usine à lait.

MAL (INFIRMITÉ). — Il n'en est qu'un vraiment insupportable : — celui qu'on a.

MALADIE. — Le repoussoir de la santé.

MAMELLE. — La gorge prise au sérieux.

MASSAGE. — Raclée hygiénique.

MÉDECIN. — Le ciel! l'Empyrée! — quand on est malade. — Un empirique, dès qu'on va mieux.

MUETTE. — Une malheureuse forcée, tout à la fois, de se taire! et de penser!!

OBÈSE. — Un gaillard qui se porte si bien — qu'il ne peut plus se porter.

ŒIL. — Le fourreau du doigt de MM. les imbéciles.

PAL. — Chaise perçante.

PUCES, PUNAISES. — « Encore une preuve de l'existence de Dieu! » me disait, l'autre jour, un de nos plus jolis parpaillots, — « car il est bien certain que ce n'est pas l'homme qui les eût inventées ! »

RECONNAISSANCE DES CLIENTS. — Valeur qu'il ne faut accepter qu'à *vue* (Dr O. Bertherand).

RÉVISION (CONSEIL DE). — Le seul cas où l'on sache gré à quelqu'un de nous traiter d'infirme.

RIDES. — Les cicatrices de la vie.

ROSIÈRE. — Une jeune vierge que l'autorité tâche de consoler de son malheur.

SAVANT. — Un homme qui en sait assez — pour avoir conscience de ce qu'il ignore.

SCIENCE. — Un vin exceptionnel ; plus on le secoue, plus il est clair.

SEINS. — Les garde-manger des nouveau-nés.

SINAPISME. — Un cataplasme devenu enragé.

SOCIÉTÉS PHILANTHROPIQUES. — Sociétés fondées pour l'exploitation des médecins.

TABAC, FUMEUR. — Le plus fumé des deux n'est pas celui qu'on pense.

*   *
*

MA MALADIE

Ci-gît, étendu sur son lit,
Un bon vivant, mauvais malade,
Buvant la tisane et l'ennui,
Pour expier mainte escapade.

Malgré mon modeste taudis,
Quelqu'un vient... c'est un camarade ;
Ah ! pour voir un sincère ami,
Je suis content d'être malade.

L'ami s'en va, l'ennui revient,
Je jure, je bâille et sommeille ;
Je rêve creux, je ronfle enfin,
Quand le bonheur frappe et m'éveille.
De Lisette un léger sourire
Fait oublier la limonade ;
Et pour goûter ce seul plaisir,
Je suis content d'être malade.

Pourtant, on vante la santé ;
C'est un chimérique avantage ;
Je vis heureux et visité,
Depuis qu'elle a fui mon étage.
J'inspire intérêt et pitié ;
A la fin, je me persuade
Qu'avec l'amour et l'amitié,
L'on est heureux d'être malade.

Dr MUNARET.

*
* *

UNE CONSULTATION MANQUÉE

—

Une fois, un certain riche, fort avare, conçut le dessein de soutirer à Abernethy une consultation médicale. Dans ce but, il entama avec lui, au milieu d'une société, une conversation ordinaire, à travers laquelle il insinua au médecin son propre cas comme celui d'un individu imaginaire. « Nous supposerons, dit l'avare, que les symptômes sont tels et tels ; maintenant, docteur, que lui conseillerez-vous de prendre? — Que prendre? dit Abernethy; — mais prendre conseil, à coup sûr... »

Edgar Poë.

*
* *

LA DOCTRINE LYONNAISE (1)

—

CHANSON (2)

La vérole vient de l'amour,
Comme l'ivresse vient de boire ;
Du moins on le croyait un jour,
Aux premiers temps de notre histoire.
Depuis l'on sait qu'une nourrice
Peut tout autant que Cupidon,
Quand le virus a le caprice
De mettre un poste au mamelon.

Et maintenant, sur ma parole,
  C'est effrayant
  De voir comment   } *Bis.*
  Vient la vérole.

Elle est souvent héréditaire,
Alors on ne sait jamais bien
Si c'est du père ou de la mère,
Ou bien d'un autre qu'elle vient.

(1) Cette doctrine cherchait alors à battre en brèche le mercure dans les affections vénériennes, pour lui substituer l'iodure de potassium et les toniques.

(2) Chantée à un banquet d'anciens internes de l'Antquaille, au café Casali.

Car sachons, enfants d'Hippocrate !
Que souvent tout vient du parrain.
Tant de mains pétrissent la pâte
Qu'on ne voit goutte en ce pétrin.

Et maintenant, etc.

Sans parler d'honteuse partie,
Elle nous vient par tous les bouts,
Et personne dans cette vie
Ne peut la prendre mieux que nous.
Bien souvent c'est elle qui paie
L'imprudent toucher d'un moutard ;
Des accoucheurs c'est la monnaie,
Témoin l'index de sœur Châtard (1).

Et maintenant, etc.

Tranquille en vidant sa chopine,
Bacchus riait de tout cela.
« Jamais, disait-il, cette mine,
Au cuivre, un jour, ne tournera ; »
Mais tandis que loin de Cythère,
Avec un vieux faune il trinquait,
En touchant le bord de son verre,
Par la lèvre il s'empoisonnait.

Et maintenant, etc.

Puisque en trinquant il n'en faut qu'une,
Puisque partout elle a ses droits,
Cette crainte-là m'importune :
La prendrai-je ici, quand je bois ?
Si je la prends jamais, ma mère,
En me voyant rentrer si tard,
Ne voudra croire que l'affaire
Provienne d'un pareil hasard.

Et maintenant, etc.

(1) Cette sœur contracta la syphilis en pansant une nouvelle accouchée.

Bah ! trinquons ! Çà, plus de mercure !
Vérole qu'on prend en dînant
Se fait soigner par Épicure
Et se guérit au restaurant.
D'être pincé j'ai quelque envie,
Ici, pour prendre pension,
Que m'importe la maladie !
J'aime la médication.

Et maintenant, sur ma parole,
   C'est étonnant
   De voir comment   } *Bis.*
   Vient la vérole.

Dr Levrat-Perroton.

A L'HOPITAL

Un professeur de clinique à un malade :
« Quelle est votre profession ? » Le malade, qui
a une affection de poitrine : « Musicien, monsieur. » Le professeur à ses élèves : « Enfin,
Messieurs, je trouve ici l'occasion de vous dé-
montrer ce que je vous ai souvent dit à l'amphithéâtre : c'est que la fatigue et les efforts
causés dans l'appareil respiratoire par l'action de
souffler dans les instruments de musique étaient
une cause fréquente de l'affection dont cet
homme se plaint aujourd'hui. » Puis au malade :
« De quel instrument jouez-vous ? » Le malade :
« De la grosse caisse. »

(Canada med. and surg. Journ.)

.*.

LE FILS DE L'INTERNE

—

O nature! tu n'abdiques jamais tes droits, et
les cœurs les plus stoïques, les roués les plus
Régence, les diplomates les plus impassibles,
finissent — lorsqu'ils sont encore jeunes —
par obéir à ta voix, si elle se fait entendre.

Il était une fois, à la Salpêtrière, un interne
en pharmacie nommé C...; depuis, il a quitté
le tablier officinal pour la trousse du docteur.
Jeune, possédant un cœur de son âge, il avait
épousé... de la main gauche, une cuisinière de
l'établissement. Ce mariage morganatique eut un
résultat imprévu, mais dont il aurait dû se mé-
fier; la taille de Margot s'arrondit; inutile de
dire que la crinoline était totalement étrangère
à cet arrondissement.

Le jeune C... examinait avec une émotion
cachée cette modification physiologique. Son
œil pseudo-paternel interrogeait l'avenir; il
voyait déjà son fils futur (il comptait sur un
fils) orné du tablier de l'interne; il rêvait pour
lui un avenir plein de gloire. Mais hélas! un
accident imprévu vint arrêter cet avenir dans
son germe; Margot fit un faux pas; ce n'était
pas le premier, il est vrai, mais celui-ci fut suivi
d'une chute en bas d'un escalier, et le jeune C...
goûta les douceurs de la paternité six mois avant

l'époque fixée par la nature. Paternité d'autant plus douce qu'elle était exempte des inconvénients généralement attachés au titre de père.

Adieu rêves d'avenir ! il ne devait plus songer aux mois de nourrice, à l'éducation de ce fils né posthume ; mais au moins le destin barbare ne pouvait l'empêcher de pourvoir à sa conservation ; il l'emporta donc dans les profondeurs de la pharmacie, et se mit à chercher un bocal suffisant pour loger sa progéniture. Il se bornait à employer simplement les procédés alcooliques de conservation usités par la mère Moreaux à l'égard de ses prunes et chinois.

C... avait entouré ses amours d'un manteau couleur muraille, et il repoussait avec force les allusions dénuées de preuves que ses collègues se permettaient sur ce sujet.

Lorsque l'accident survint, on commenta l'intérêt que notre héros semblait prendre à ce fruit d'une union discrète. Mais C... repoussait, avec toute l'énergie d'un interne en colère, l'interprétation dont il était victime. Il prétendait jouer envers cet embryon, non pas le rôle d'un père, mais celui d'un simple bienfaiteur.

Hélas ! pendant qu'il cherchait l'alcool conservateur qui devait assurer une existence indéfinie à cet enfant de l'amour et du hasard, Seringua, le chat de la pharmacie, sauta sournoisement sur la table du laboratoire ; un chat d'hôpital mange de tout ; il vit le fils de C... déposé près du bocal qui devait être son mausolée, i s'en saisit et opéra une retraite aussi rapide qu'imprévue.

A ce spectacle horrible, C... sentit vibrer dans son cœur toutes les cordes de la paternité; il oublie que sa devise fut : Amour et mystère! il pousse un cri de désespoir et s'élance à la poursuite de Seringua en s'écriant :

— Arrêtez!... arrêtez!... arrêtez le chat qui emporte mon fils! »

L'histoire raconte qu'à Florence, en pareil cas, une mère put arracher son enfant à la gueule d'un lion; C... fut moins heureux, il arriva trop tard... Seringua avait terminé son horrible festin... Feu le jeune C... était consommé. Pour conserver un souvenir de sa paternité éphémère, l'interne infortuné fut contraint d'enfermer dans un bocal l'infâme Seringua qui avait servi de tombeau à son fils.

Dr Joulin (Les Causeries du docteur).

*
* *

COUPLETS SUR LE FER (1)

—

Je devrais chanter le *Mercure*,
C'est mon dieu, c'est mon élément;
Je lui dois mainte et mainte cure,
Je l'aime incontestablement.

(1) Chantés, en 1853, au banquet de la Société de Médecine de Bordeaux.

Mais *Mars* vaut bien qu'on le chansonne,
Dans ce joyeux banquet d'hiver :
Aussi sans offenser personne
Je vais m'étendre sur le fer.   (*Bis.*)

Le fer, je le sais, épouvante ;
Il est dur, brutal, incisif.
Souvent, chaîne lourde, écrasante,
Il meurtrit les bras du captif.
Mais dans la main preste et savante,
Des Roux, des Velpeau, des Jobert,
Que de prodiges il enfante !
Honneur, Messieurs, honneur au fer !   (*Bis.*)

Lise, en vain, chaque jour se farde ;
La lymphe infiltre ses attraits.
Quel teint ! quelle pâleur blafarde !
Chlorose, voilà de tes traits.
Le safran de Mars qu'elle aspire
De Lise a raffermi la chair.
Le cruor reprend son empire,
Grâce au peroxyde de fer.   (*Bis.*)

Voyez encor ce noble oxide,
Ce roi des antiscrofuleux,
Neutraliser, prompt et rapide,
Des poisons le plus dangereux.
L'arsenic !... Ce mot seul ressemble
Aux divinités de l'enfer....,
Eh bien ! l'arsenic fuit et tremble
Sous le tritoxyde de fer.   (*Bis.*)

Chacun sur le fer s'évertue :
Blaud, Vallet, en bols l'ont traduit.
On le triture, on l'atténue,
On en fait opiat et biscuit.
Mais voici, sans charlatanisme,
Un nouvel emploi découvert :
On met à néant l'anévrisme
Par le perchlorure de fer.   (*Bis.*)

2.

Cependant sur ce perchlorure
Qu'a vanté le docteur Pravaz
La médicale procédure
Semble avoir déjà dit : Hélas !
Lenoir, Soulé, Serre, Malgaigne,
Votre avis négatif est clair...
Adieu les châteaux en Espagne,
Des perchloruristes de fer.   (*Bis.*)

Mais s'il trompe notre espérance,
S'il n'est que coagulateur,
Le fer, Messieurs, a droit, je pense,
Au titre d'accélérateur.
Par ses *rails-ways*, plus de distance ;
Son fil est plus prompt que l'éclair.
Enfin, l'âge d'or de la France
N'est autre que l'âge de fer.   (*Bis.*)

Mais dans ces lieux où nous attire
Le plaisir, ce besoin du cœur,
Nous échappons au triste empire
Des ennuis de l'extérieur.
Au président qui nous gouverne,
Que ce toast ne soit pas amer,
Car son sceptre doux et paterne
N'est pas une verge de fer.   (*Bis.*)

Dr J. VENOT.

LE BANQUIER ET L'OPÉRATEUR

Il y a quelques jours, M. Rothschild, de Londres, fit demander le célèbre chirurgien Liston, dont il avait à réclamer le ministère. Mais, à la vue de l'instrument tranchant qui devait servir à l'opération projetée, le courage manqua au riche banquier, qui la renvoya à un autre jour, priant d'abord Liston de remettre son couteau dans sa poche. Au jour fixé, il tint bon et se laissa bravement opérer sans souffler mot. La chose faite, le patient se retourna vers Liston et lui dit avec un grand flegme : « Vous avez cru peut-être que j'allais vous payer pour m'avoir fait souffrir ; votre erreur est profonde, et vous n'aurez de moi que ce petit souvenir. » Ce disant, il lui jeta au nez son bonnet de coton, qui n'était pas de première blancheur. Le chirurgien s'en fut, riant de bon cœur de la façon adroite et peu onéreuse dont le banquier israélite usait pour lui payer ses honoraires. Il descendait l'escalier, tenant en main le bonnet, dont il était assez embarrassé, lorsque en le roulant il sentit qu'il contenait un objet étranger qui crépitait sous le doigt ; il fouilla la coiffe et en retira un billet de banque de mille livres sterling. Cette façon de s'acquitter est aussi spirituelle que généreuse.

(L'Union médicale.)

*
* *

LES FEMMES DOCTEURS

Les femmes qui exercent la médecine peuvent donner lieu de temps en temps à des scènes de ce genre.

Un monsieur sonne, au milieu de la nuit, à

la porte de son docteur, lequel vient de céder sa
clientèle à une femme.

— Vite, crie-t-il à la bonne, priez le docteur
de passer chez moi.

— Impossible en ce moment, monsieur.

— Mais ma femme est sur le point d'accoucher.

— Le docteur aussi ! ! !

.˙.

CHANSON

ANATOMICO - PATHOLOGI - PHYSIOLOGO-
GASTRONOMIQUE (1)

I

Messieurs, tantôt à la science,
En votre annuelle séance,
En de brillants comptes rendus,
Vous avez payé vos tributs.
Il faut, déesse Anatomie,
Pour ce soir, à Gastronomie,
Concéder tes nombreux élus.
    Nous ne te servons plus :
    Honneur au dieu Comus !

II

Vous que nous recherchions naguères,
Lésions aux cent caractères,
Produits d'un virus en courroux,
Éloignez-vous, éloignez-vous !

(1) Chantée au banquet de la Société anatomique en 1850

Mais vous qui garnissez la table,
Salmis d'aspect si confortable,
Qui chatouillez nos odorats...
    Ne vous éloignez pas,
    Ne vous éloignez pas !

III

Vous qui, répandant la jaunisse,
Rendez notre teint *pain d'épice*,
Foies engorgés, foies cancéreux,
Pouah ! cachez-vous loin de mes yeux !
Mais vous que Chevet assaisonne,
Que tout gourmet ambitionne,
Foies farcis, foies truffés, foies gras....
    Ne vous éloignez pas,
    Ne vous éloignez pas !

IV

Kyste ou clapier d'infecte approche,
Qui renfermez dans votre poche
Des hydatides ou des poux,
Éloignez-vous, éloignez-vous !
Mais vous dont la coque mollette
Contient cervelle à la poulette,
Croquette aux fumets délicats....
    Ne vous éloignez pas,
    Ne vous éloignez pas !

V

Sang putride, humeurs sanieuses,
Vous dont les odeurs nauséeuses
Aux poumons excitent la toux,
Éloignez-vous, éloignez-vous !
Mais vous, divin jus de la treille,
Blanc nectar et liqueur vermeille,
Qui confortez nos estomacs....
    Ne vous éloignez pas,
    Et ne tarissez pas !

VI

Censeurs au minois de vampire,
Qui ne sauriez jamais sourire,
Si vous vous trouvez parmi nous...
Déguisez-vous, éloignez-vous !
Mais vous qui, réglant la science,
Par votre aimable présidence,
Lui prêtez de nouveaux appas....
Cruveilhier, d'ici-bas,
Ne vous éloignez pas !

Dr E. FORGET.

LA MALADIE DE FRANÇOIS Ier (1)

Antoine Le Coq, médecin de Paris, ayant été consulté sur l'état de François Ier, atteint du mal vénérien, s'opposa fortement à l'avis de Fernel, qui ne voulait se servir que de son opiat antivénérien. Le Coq insista sur l'usage de la friction mercurielle, comme le moyen le plus prompt et le plus efficace. « C'est un vilain, disait-il en parlant du roi, c'est un vilain qui a gagné la vérole. *Frottetur*, qu'il soit frotté comme un autre, et comme le dernier de son royaume, puisqu'il s'est gâté de la même manière. » Cela fut rapporté à François, qui, dit-on, n'en fit que rire, et lui en sut bon gré.

(1) Voir *La Médecine littéraire et anecdotique*, page 14.

.*.

LES PHARMACIENS MALADES
DE LA PESTE DE L'ANNONCE (1)

—

Fable imitée de LA FONTAINE.

Un mal qui répand la terreur,
Mal que le ciel en sa fureur
Inventa pour punir les crimes de la terre,
L'annonce (puisqu'il faut l'appeler par son nom),
Faisait aux pharmaciens la guerre.
Ils ne mouraient pas tous, mais tous étaient frappés ;
On n'en voyait plus d'occupés
A chercher le soutien d'une mourante vie ;
Nul gain n'excitait leur envie ;
Ni pur ni savant n'épiait
Des doctes recettes la proie ;
Le beau sexe même fuyait ;
Plus d'amour, partant plus de joie.
L'un des chefs tint conseil, et dit : « Mes chers amis,
Je crois que le ciel a permis
Pour nos péchés cette infortune.
Que le plus coupable de nous
Se sacrifie aux traits du céleste courroux,
Peut-être il obtiendra la guérison commune.
L'histoire nous apprend qu'en de tels accidents
On fait de pareils dévoûments.
Ne nous flattons donc point : voyons sans indulgence
L'état de notre conscience.
Pour moi, satisfaisant mes appétits gloutons,
J'ai tiré force ducatons
Du public, livré sans défense
Par les docteurs venant dans ma salle à manger
S'héberger.

(1) Congrès des Sociétés de Pharmacie, 1867.

Je me dévoûrai donc, s'il le faut; mais je pense
Qu'il est bon que chacun s'accuse ainsi que moi :
Car on doit souhaiter selon toute justice,
        Que le plus coupable périsse !
— Ah! dit un autre chef, arrière votre émoi !
J'ai gonflé mon gousset des secrets de *princesse !* (1)
Eh bien! gruger public, canaille, sotte espèce,
Est-ce un péché? Non, non. Nous leur fîmes, Seigneur,
        En les croquant, beaucoup d'honneur ;
        Et quant aux docteurs, l'on peut dire
        Qu'à la table du pharmacien
Ils préparent la route à l'académicien,
        En enrichissant son empire. »
Ainsi dit le bon chef ; et flatteurs d'applaudir.
        On n'osa trop approfondir
Du Picard, du Gascon, du Normand plein de chances,
        Les moins pardonnables offenses.
Tous les gens exploiteurs en rhubarbe et ricins,
Au dire de chacun, étaient de petits saints.
L'annonceur, à son tour, leur dit : « J'ai souvenance
        Que, près de la Bourse passant,
La faim, l'occasion, le gain tendre, et, je pense,
        Quelque diable aussi me poussant,
Je noircis d'un journal la largeur de ma langue.
En avais-je le droit? Je n'ose parler net. »
A ces mots, l'on cria haro sur le benêt.
Un clerc quelque peu loup prouva par sa harangue
Qu'il fallait dévouer ce frère déloyal,
Ce pelé, ce galeux, d'où venait tout le mal.
Sa peccadille fut jugée un cas pendable.
S'inscrire aux faits divers! Quel crime abominable!
        Rien que la mort était capable
D'expier son forfait. On le lui fit bien voir.
Selon que l'on exploite avec ou sans la table,
Les Congrès bien pensants vous rendent blanc ou noir.

ÉMILE GENEVOIS.

1) Poudre de la princesse de C***.

*
* *

AUX BUVEURS D'ABSINTHE

—

SONNET

Versez avec lenteur l'absinthe dans le verre,
Deux doigts, pas davantage ; — ensuite saisissez
Une carafe d'eau bien fraîche : puis versez,
Versez tout doucement, d'une main bien légère.

Que petit à petit votre main accélère
La verte infusion : puis augmentez, pressez
Le volume de l'eau, la main haute : et cessez
Quand vous aurez jugé la liqueur assez claire

Laissez-la reposer une minute encore,
Couvez-la du regard comme on couve un resor :
Aspirez son parfum qui donne le bien-être !

Enfin, pour couronner tant de soins inouïs,
Bien délicatement prenez le verre, — et puis
Lancez, sans hésiter, le tout par la fenêtre !

(L'Hygiène pour tous.)

*
* *

CONSULTATION ORTHODOXE

—

Une dame, désirant être dans la situation
dont Cornélie, la mère des Gracques, fut trois
fois fière, et ne pouvant y parvenir, vint deman-

3

der au professeur Pajot si, pour voir réaliser ses
vœux, elle n'aurait pas quelque opération à subir.

— Parfaitement, madame, lui répondit le spirituel accoucheur. Il en est une, une seule, mais
le résultat dépend entièrement de l'habileté du
chirurgien.

— Et c'est?

— C'est l'opération... du *Saint-Esprit*.

Dr WITKOWSKI (Nos médecins).

*
* *

CHARADE (1)

—

De mon premier chacun admire
Avec raison la pureté;
Toujours aussi, noblesse mire,
Son vieux blason dans ma fierté.
Mon second, en littérature,
Par ses œuvres fut remarqué.
Mon tout à l'humaine nature
Souvent, hélas! est appliqué.

*
* *

LE MARSEILLAIS ET LA SOMNAMBULE

—

Il est des gens qui ne croient pas aux somnambules, et ils ont raison; il en est d'autres

—

(1) La réponse est : SANGSUE.

qui ont confiance en leur lucidité, et ils n'ont pas tort. Le Marseillais Pamphile, fusilier à la 4e du 2, est de ceux-là, depuis l'aventure magnéto-pathologique que voici :

A la foire au pain d'épice, Pamphile fit la rencontre d'une somnambule qui voulut bien lui accorder une séance dans un cabinet particulier de la barrière du Trône. Les épreuves furent variées et se terminèrent par un exercice intime qui ne figure jamais sur le programme des représentations publiques. Même à ce moment, Pamphile n'oubliait pas qu'il avait affaire à une devineresse et, bien qu'elle ne fût point en état de sommeil, il lui demanda de très près :

« Té, la somnambule, devine un peu ce que je fais? »

Entre deux soupirs la pythonisse répondit :

— « Tu attrapes la vérole ! »

La somnambule avait dit vrai, et c'est pour cela que Pamphile croit toujours aux somnambules.

F. RADO.

*
* *

NOUVELLES A LA MAIN

—

Un Français disait qu'il ne pouvait accoutumer ses oreilles aux voix des castrats. C'est aussi ce que semblait dire une jeune fille qui venait d'entendre Carestini. On louait beaucoup ce chanteur.

« Oui, disait-elle ingénument, il a une jolie voix, mais il me semble qu'il y manque quelque chose. »

*
* *

M. le maire était à table, en famille ; j'étais son hôte. Un paysan accourt, force la consigne de Catherine, et, tout essoufflé :

— Monsieur le maire ! Monsieur le maire ! Vous connaissez ce chenapan de Pierronnet ?

— Eh bien ?

— Vous ne croiriez jamais ce qu'il a fait à ma fille !

— Mais, qu'est-ce donc ?

— Il lui a fait, monsieur ! il lui a fait un enfant !

— Voulais-tu qu'il lui fît un veau ?...

Le paysan se retire satisfait et foudroyé.

*
* *

Un médecin très connu était affligé d'une de ces belles-mères laides, acariâtres, furieuses de vieillir, dont la principale occupation est de tourner la tête à leurs filles et de troubler leurs ménages.

Le malheureux avait essayé de tout.

Il la faisait voyager souvent sur le réseau P. L. M.

Il lui rapportait de la campagne des champignons cueillis à la diable.

Il lui payait des billets de tous les concerts de pianistes.

Rien n'y faisait.

Un jour, cependant, on la ramène écrasée par la chute de l'échafaudage d'une maison en construction.

L'entrepreneur était un de ses gros clients et lui devait une somme importante.

Après avoir montré pendant trois jours les signes de la plus vive douleur, notre praticien ouvre son registre, tire une longue raie sur une page et écrit au bas le mot *Payé*.

C'était la note de l'entrepreneur !

*
* *

Le docteur M..., dont on ne compte plus les homicides par imprudence, est appelé auprès d'un malade.

— Ah ! madame, s'écrie-t-il, en se tournant vers la femme du patient, vous m'avez appelé trop tard ! Votre mari est perdu..., il a déjà les mains violettes.

— Mais, monsieur, vous ne savez pas qu'il est teinturier !

— Eh bien ! c'est une vraie chance, car s'il n'était pas teinturier, ce serait un homme mort.

*
* *

ÉPITAPHE D'UN APOTHICAIRE

—

Ci-gît qui, non pas sans raison,
Prenait les gens en trahison.

*
* *

CE QU'IL Y AVAIT DANS LE VENTRE DE M. X...

—

A l'époque où j'étais chef de clinique de Trousseau, dit le professeur Lasègue dans une clinique reproduite par la *Gazette des Hôpitaux*, celui-ci donnait des soins à un personnage célèbre, surtout par les caricatures qui en étaient journellement faites par des artistes avec lesquels il s'était lié, à tel point que sa charge se voyait partout. C'était un chef de bureau d'un ministère quelconque, qui avait remplacé un œil perdu par un bandeau noir, de préférence à un œil de verre, qui, disait-il, se voyait beaucoup plus. Cet homme était porteur d'un ventre si colossal qu'il ne ressemblait à rien ; seul un potiron sur sa tige pouvait lui être comparé. Un beau jour, il tomba malade, et ce ventre, si extraordinairement volumineux, augmenta encore ; il souffrait beaucoup, mais il n'existait ni diarrhée, ni constipation, pas de vomissements, à peine quelques nausées.

Médecins sur médecins furent appelés, et chacun de porter un diagnostic plus ou moins fantaisiste, lorsqu'une nuit, tout à coup, huit ou dix mois après le début de ses souffrances, notre homme est réveillé par un mal soudain, et n'a que le temps de sonner son domestique pour qu'on lui apporte en hâte un vase de nuit ; mais à peine celui-ci est-il rempli jusqu'au bord, que nouveau coup de sonnette, nouveau vase demandé, nouveau vase rempli ; troisième coup de sonnette, troisième vase rapporté et rempli. Le domestique est... sur les dents, et suffit à peine à la consommation des pots de chambre. Enfin, au dix-septième, l'intestin était satisfait, et notre homme éprouvait un de ces bien-être comme il n'en avait eu depuis longtemps. Sa maladie avait donc consisté tout simplement dans une rétention fécale de dix-sept pots de chambre, ce dont personne n'avait eu garde de se douter, d'abord par la difficulté d'explorer un pareil abdomen, ensuite par la régularité de son fonctionnement intestinal, tel que, comme l'employé de bureau modèle, il consultait chaque jour sa montre pour ne pas oublier l'heure réglementaire de sa présentation aux water-closet.

Et le lendemain, Trousseau, en arrivant à l'Hôtel-Dieu, s'empressant d'aborder ses collègues réunis dans la salle des médecins, qui devisaient encore de ce malade et du diagnostic de cette affection, leur disait : « Vous savez : un tel », et chacun de s'écrier : « Saprelotte! oui, nous le savons. Sa tumeur? Aurait-il succombé? — Sa tumeur, répond Trousseau d'un air bourru, cette fameuse tumeur, c'était de la... ! »

Stupéfaction générale.

A la sortie de l'hôpital, comme un de ses confrères lui reprochait l'expression qui lui avait échappé, Trousseau lui répondit : « Eh bien! quand j'aurais dit « des excréments », cela aurait-il sauvé grand'chose? »

*
* *

REMÈDE CONTRE LES PUCES

—

Des puces veux-tu fuir la visite importune,
D'un procédé bizarre éprouve la fortune.
De la fiente de porc introduite en ton lit,
Garnis le vêtement préparé pour la nuit.
Ce soin, de l'ennemi précipitant la fuite,
En paisible sommeil change ta nuit maudite.

(École de Salerne.)

*
* *

PENSÉES ET MAXIMES

—

— Le Juif-Errant auquel Jéhovah crie sans

cesse : *Marche! marche!* personnifie fort bien le corps médical.

— *Ne croire que ce que l'on voit* étant la maxime des médecins, il serait plus logique de leur donner pour patron saint Thomas, et d'abandonner aux apothicaires saint Luc, dont l'anagramme leur convient mieux.

— Le biberon est la rente du médecin.

— Un accoucheur doit avoir l'œil au bout du doigt, mais ne jamais se mettre le doigt dans l'œil.

— Paris est la capitale du monde civilisé... et — syphilisé.

— Le dicton : *Mal de dents, mal d'amour* vient, sans doute de ce que ces deux maux engendrent tôt ou tard une *fluxion*.

— C'est surtout aux médecins que s'applique l'aphorisme de Talleyrand : *La parole a été donnée à l'homme pour déguiser sa pensée.*

— Confraternité médicale et reconnaissance des malades sont deux beaux exemples d'euphémismes.

— Pour réussir, le médecin doit posséder trois savoirs : le savoir de l'étude, le savoir-vivre et le savoir-faire. A la rigueur, le dernier suffit.

— Les médecins se divisent en deux catégo-

3.

ries : les gobeurs et les sceptiques ; les malades ne forment qu'une seule classe : les gobeurs.

— Comment voulez-vous que tout le monde ne se mêle pas un peu de médecine, lorsque la civilité exige que l'on s'aborde par ces mots : « Comment vous portez-vous? »

— En raison du nombre considérable d'indigents et de non-valeurs auxquels le médecin prodigue ses soins, au détriment de sa bourse, on peut dire que, relativement à sa fortune, le médecin fait beaucoup plus d'aumônes que le millionnaire qui en fait le plus.

— Pour n'éprouver aucun déboire dans la profession médicale, il faut considérer tout nouveau client comme un ennemi futur ou au moins comme un indifférent.

— Cette pensée de Voltaire est bien juste pour les médecins : *Il vaut mieux avoir la protection d'une femme que d'écrire cent volumes.*

— C'est une injustice de décorer un médecin, parce qu'ils le méritent tous.

— Du médecin et du geôlier seuls on accepte avec plaisir qu'ils vous envoient promener.

— Le diplôme de médecin équivaut à une condamnation aux travaux forcés à perpétuité : il est rare qu'une fois engrené dans la profession médicale on ne meure pas à la peine.

Méditez ces vers de Bouillet, ainsi modifiés :

Dans le corps médical on a cela de beau,
De ne croiser les bras qu'au fond de son tombeau.

— La locution : *Il fait un temps à ne pas mettre un chien dehors* serait beaucoup plus vraie en substituant le mot médecin au nom de ce quadrupède : bien souvent, les exigences professionnelles m'obligent à être dehors par le plus mauvais temps, sans rencontrer aucun représentant de la race canine.

— Comme pendant à la devise du médecin : *Guérir quelquefois, soulager souvent, consoler toujours,* nous proposons la suivante : *Recevoir quelquefois, donner souvent, être exploité toujours.*

— On pourrait appliquer aux modèles clastiques du Dr Auzoux l'observation que fit un jour le chevalier Ringle en examinant les pièces anatomiques artificielles, parfaitement imitées, par une demoiselle Biheron, dont parle Mme de Genlis :

« En vérité, dit ce gentilhomme, c'est parfait ; il n'y manque que la puanteur. »

Dr WITKOWSKI (*Le Praticien*).

*
**

LE RÉGIME

Le lit, la diète et sévère abstinence
D'œuvres de chair nargueront Atropos.

D'un médecin telle était l'ordonnance
A son malade épuisé de repos.
Que fait notre homme? Abreuvant la maxime
D'un bon vin vieux, d'abord il se ranime,
Mange en poëte et sent du reconfort,
Court chez sa belle, où maintes fois s'escrime,
Revient au lit, où le trouvant plus fort :
« Continuez, dit Purgon, mon régime. »

LEMERCIER.

*
* *

UN ROI A L'HOPITAL

—

A la salle des payants de l'hôpital Saint-André, se trouve couché un roi déchu et malheureux que nos lecteurs connaissent certainement de nom. C'est Orélie-Antoine Ier, roi d'Araucanie, autrement dit M. de Tonneins, ancien avoué de Périgueux. Ce monarque n'a pas seulement à se plaindre de la politique, hélas! la maladie l'a atteint comme un simple mortel.

Affecté depuis de longues années d'un rétrécissement de l'intestin, Orélie Ier s'est trouvé arrêté au Brésil par une constipation des plus rebelles. Le ventre se ballonnait, bleuissait. Les selles manquaient depuis une trentaine de jours, le malade allait s'affaiblissant chaque jour, le péril était imminent, quand un chirurgien français — du nom de Quinch, né en Bourgogne, et non pas en Gasgogne, comme on pourrait le supposer — entreprit de sauver le pauvre mourant. Il se mit à la recherche du côlon dans la fosse iliaque gauche, le trouva, le fendit, établit un anus contre nature, et ressuscita le grand chef des Araucans !

Malheureusement, le trône ne lui a pas été rendu du même coup, et l'infortuné M. de Tonneins, victime des vicissitudes du sort, est venu chercher à l'hôpital Saint-André la guérison d'une infirmité qui le déconsidère à ses propres yeux.

(Gazette médicale de Bordeaux.)

*
* *

A BICHAT (1)

—

CANTATE

Réveille-toi, Bichat, sors de la tombe !
Parmi les dieux jadis on t'eût fait un autel :
Car après des travaux pareils aux tiens, s'il tombe,
    L'homme se relève immortel.

Tu parais, et notre art, grâce à toi, s'élargit ;
    Sous tes doigts, chaque jour, surgit
    Quelque découverte nouvelle.

(1) Cette cantate, composée par le Dr Louis Roux en l'honneur de l'inauguration de la statue de Bichat, fut exécutée dans la cour de l'École de Médecine de Paris, par les élèves du Dr Émile Chevé, le 16 juillet 1857.

L'étude de la mort offre enfin des attraits :
    Notre œil pénètre ses secrets,
    Et la vie à lui se révèle.

        Réveille-toi, etc.

Et, selon le destin de ceux qui comme toi
    Viennent, l'âme pleine de foi,
    Remplir sur la terre un message,
Météore brillant, tu meurs en demi-dieu,
    Laissant dans des pages de feu
    Le souvenir de ton passage.

        Réveille-toi, etc.

Sur l'aile de l'Histoire au loin ton nom porté,
    Par la Science est répété,
    Bichat, avec idolâtrie ;
Esprit sublime ! un nom aussi grand que le tien
    A tous les pays appartient :
    Le monde entier est sa patrie.

        Réveille-toi, etc.

Honneur et gloire à toi, créateur, dont la main
    Traça largement le chemin
    Qui mène aux sources de la vie !
Va, sur ton piédestal les siècles passeront
    Sans pouvoir toucher à ton front,
    Vainqueur du temps et de l'envie.

        Réveille-toi, Bichat, sors de la tombe !
Parmi les dieux jadis on t'eût fait un autel :
Car après des travaux pareils aux tiens, s'il tombe,
    L'homme se relève immortel.

*
* *

LA CONSULTATION DE JEANNE

—

Jeanne voulait savoir du médecin
Lequel vaut mieux, le soir ou le matin,
Au jeu d'amour. Il dit que plus plaisant
Était le soir, le matin plus duisant
Pour la santé. « Lors, dit Jeanne en riant,
Je le ferai d'un appétit friand,
Doncques au soir pour la grand'volupté,
Et le matin pour la bonne santé. »

J. Vauquelin de la Fresnaye.

*
* *

UNE ORDONNANCE MAJUSCULE

—

Un médecin de Châlons, mandé dans une commune voisine, avait oublié son calepin. Appelé au domicile du malade, il demanda un crayon et du papier, pour rédiger son ordonnance. Il paraît que l'on n'est pas, dans la commune, partisan de l'instruction obligatoire, car on ne put trouver, ni chez le malade, ni dans le voisinage, les deux objets demandés par le médecin.

Celui-ci, fatigué d'attendre, écrivit son ordonnance sur la porte cochère de la grange avec du charbon, et partit. Les parents du malade, incapables de déchiffrer l'écriture du médecin, — ce qui n'a rien d'extraordinaire, — eurent l'idée ingénieuse de décrocher la porte cochère pour la présenter au pharmacien.

**

A LA DISTRIBUTION DES PRIX

—

Une mère à son fils :

— Tu n'as pas honte ! Ce petit-là qui a le prix de mémoire.

— Pas étonnant, c'est un fils d'apothicaire.

**

LA GÉNÉRATION SPONTANÉE (1)

—

D'où vous vient cet air tout grognon ?
— J' n'entends parler que de sal's êtres.
Le microzyme et l'champignon
Du corps humain sont donc les maîtres !
Les bactéri's, le vibrion,
'Trist' race après nous acharnée.
Au diabl' cett' génération
Qu'elle soit ou non spontanée.   (Bis.)

(1) Chantée au banquet des internes en médecine. (Mars 1875.)

Sur la terre rien de nouveau,
Dit un pasteur académique.
Car *Omne vivum ex ovo*
Est un proverbe fort antique.
La viande, putréfaction !
Notre boisson est gangrenée !
Salut, ô génération,
Qui ne peux pas êtr' spontanée !   (*Bis.*)

Ses adversair's non moins féconds
De l'insondabl' sond'nt le mystère
Et dans le vid' de leurs flacons, ›
Ils voient s'animer la matière.
Voici v'nir un jeun' champion,
La lanc' de pus tout imprégnée.
Vive not' génération,
Génération spontanée !   (*Bis.*)

Non licet inter nos tantas
Componere lites (1), dit l' sage.
Aussi j' m'abstiens dans ce fracas
Que chacun fait en son langage.
Mais j' crains que la discussion
S' prolongeant d'année en année,
N' dépass' not' génération,
Qui n'est pas du tout spontanée.   (*Bis.*)

Un client pour un suintement
De l'uréthre, inquiet, vous consulte,
De la femme il se port' garant,
En douter même est une insulte.
— Monsieur votre observation
Mérite d'être burinée,
Comm' preuv' de génération,
Génération spontanée.   (*Bis.*)

(1) Nous ne pouvons pas accommoder nous-mêmes de si
graves différends.

Un' jeun' veuve depuis deux ans
Voit tout à coup certaine enflûre,
Bon Dieu ! qu' vont dir' les médisants ?
Ell' dont la conscience est pure.
— C'est peut-êtr' l'imprégnation
Fait' dans un' précédente année,
Ou bien un' génération
Chez les veuves tout' spontanée. (*Bir.*)

Pour terminer par un couplet
Et qui soit bien de circonstance,
Vive à jamais notre banquet,
Pour l'internat sourc' de Jouvence,
Et qu'un' douc' fermentation
De ses mycrozym's émanée
Fass' naître nu' génération
D' joyeux internes spontanée !   (*Bis.*)

Dr E. TILLOT.

*
* *

APHORISMES PROFESSIONNELS

—

LES VÊTEMENTS

— Rien n'est à dédaigner pour acquérir et pour conserver la clientèle. Un médecin que j'ai beaucoup connu, homme de sens, d'esprit, de grande expérience et de grand savoir, me disait un jour : « Mes débuts ont été heureux ; j'ai eu pendant plusieurs années les meilleurs clients de mon quartier ; peu à peu le vide s'est fait autour de moi ; mon confrère X... m'a succédé dans mes meilleures maisons ; ce n'est pas un mauvais confrère, il n'a employé pour cela aucun moyen déloyal ; cependant je ne peux lui reconnaître ni plus de science, ni plus de bonheur que je n'en ai ; je me creusais la tête pour chercher la cause de mon abandon et du succès de mon confrère, quand une de mes jeunes et jolies clientes me mit sur la voie : Que voulez-vous ! me dit-elle, votre confrère met du linge blanc tous les jours, et il est si propret, qu'il semble sortir d'une boîte. »

— C'est bien à tort que quelques médecins négligent par trop ouvertement les soins de toilette. Le monde est plus exigeant sur ce point qu'on ne le croit communément. En outre, c'est très maladroit. Pour le vulgaire, c'est-à-dire pour les dix-neuf vingtièmes du public, l'habit fait le moine. Pour s'affubler sans variante d'un habit vert, d'un pantalon bleu et d'un gilet blanc, assemblage de couleurs qui choque le goût le moins exercé, il faut pouvoir s'appeler Dupuytren. Le chapeau à larges bords, l'habit bleu à larges basques, et les petites bottes à gland, ne peuvent être portés que lorsque l'on a nom Antoine Dubois. Il était permis au vieux Portal, qui n'avait jamais été jeune, de voir ses malades en costume d'un autre âge. Mais toutes ces excentricités coûteraient cher au commun des martyrs médecins.

— A talent égal, et même inférieur, le médecin proprement et dignement vêtu a de grands avantages sur le médecin malpropre ou négligé.

— « Cher docteur, quand donc ferez-vous faire un habit neuf? disait la maréchale de Luxembourg à Bouvard. — Quand j'aurai rencontré un tailleur, honnête homme, répondit-il brutalement. » Bouvard s'obstina dans son habit râpé; mais il fut remplacé par Bordeu, dont les riches dentelles avaient déjà séduit plusieurs grandes dames de la cour.

— Un médecin très célèbre, et qui affiche une grande incorrection de toilette, crut faire un trait d'indépendance en allant dîner en paletot chez un ministre du dernier roi. Arrivé dans l'antichambre, l'huissier, au lieu de l'annoncer, se pose devant lui et attend. « Qu'attendez-vous donc? lui dit cet illustre confrère. — Que monsieur veuille bien ôter son paletot, répond l'huissier. — Vous voulez donc que j'entre en chemise? Annoncez le paletot du docteur X..., membre de l'Institut. »
Cela me paraît plus cynique que plaisant.

— A propos de costume, savez-vous que nous tous qui ne sommes rien, pas même académiciens, avons le droit d'en porter un et des plus beaux, et des plus cossus, et bien autrement distingué et solennel que celui de Messieurs de l'Académie? En effet, et je suis bien aise de le remettre en mémoire, il existe un décret du 20 brumaire an XII (12 novembre 1803), qui n'a jamais été abrogé, qui a force de loi et qui permet aux simples docteurs de porter un costume. Voici l'article 2 de ce décret :

« Les simples docteurs en médecine, lors-
« qu'ils seront invités à quelques cérémonies
« publiques et lorsqu'ils prêteront serment, fe-
« ront ou affirmeront des rapports devant les
« tribunaux, pourront porter le costume qui
« suit :

« Robe noire d'étamine avec dos, devants, de
« soie cramoisie, bordée d'hermine, habit noir
« à la française, cravate de batiste tombante,
« toque en soie cramoisie, avec un galon d'or. »

L'HABITATION

— L'habitation demande une attention toute spéciale de la part du médecin dans les grandes villes. C'est ici qu'un peu de mise en scène est parfaitement légitime.

— Dans le quartier que vous voulez habiter, faites choix d'une grande maison de grande apparence, à porte cochère, autant que possible, dont la loge du concierge soit bien en évidence, dont l'escalier soit large, propre, facile et bien éclairé. Informez-vous du rang, de la position, de la fortune, du nombre des locataires. Informez-vous surtout si un autre confrère n'y est pas déjà installé. Tous ces détails ont leur valeur. Une grande et belle maison, bien habitée, n'est pas à l'abri des accidents; or, le chapitre des accidents joue un grand rôle dans l'histoire du médecin. Un de nos confrères les plus répandus a dû le commencement de sa fortune à une attaque d'apoplexie survenue chez un grand personnage qui habitait la même maison que lui.

— La hauteur de l'étage est pour le public le thermomètre infaillible de la vogue et du talent du médecin. Le deuxième étage doit être le *nec plus ultra* de l'ascension du médecin. Un troisième, sans entresol, est déjà bien audacieux. Au-dessus, c'est se vouer sans retour à la valetaille et aux portières du quartier.

L'AMEUBLEMENT

— Deux pièces dans l'appartement doivent surtout fixer l'attention du médecin; c'est à elles qu'il faut sacrifier toutes les autres, c'est à savoir le salon d'attente et le cabinet. Que le tout soit précédé d'une vaste antichambre, avec banquette de velours. Ne dédaignez pas la banquette, elle fait très bien.

— Si votre meuble de salon n'est ni en soie ni en velours, cachez-le par des housses ; on croira que vous protégez ainsi des étoffes précieuses. Mais ne lésinez pas sur les rideaux ; l'œil inquisiteur des femmes ne supporte pas la supercherie sur ce point. Quelques gravures de choix, deux ou trois toiles supportables, cacheront la nudité des murs. Mais n'imitez pas nos trop nombreux confrères qui appendent inévitablement dans leur salon l'*Hippocrate refusant les présents d'Artaxercès*. Outre que le fait est apocryphe, il est d'un très mauvais exemple.

— Un homme de goût se reconnaît au modèle de sa pendule. Un médecin assez malheureux pour orner son chambranle d'un *Malek-Adel enlevant Mathilde* est un praticien jugé. Éloignez le piano et les cahiers de musique du salon d'attente. Les gens que vous recevez ne viennent chez vous qu'inquiets pour eux et pour les leurs. Tout souvenir de plaisirs ou de fêtes les sensibilise et les blesse. En entrant chez vous, qu'ils ne soient impressionnés que par ces deux idées : pitié et secours.

LA RÉCEPTION DES CLIENTS

— Autant que possible faites que votre cabinet ait deux portes de sortie ; cette condition favorise un petit et innocent manège qui n'est pas sans influence sur l'esprit du client.

— Munissez-vous d'un bon domestique, mâle autant que possible, légèrement galonné, cela ne fait pas mal, et qui n'introduise pas le client tout droit dans votre cabinet, alors même que depuis plusieurs heures vous y seriez tout seul.

— Le client doit toujours attendre, parce que le médecin doit toujours être occupé. Quelques coups discrètement frappés à la porte de votre cabinet par votre domestique doivent vous avertir que quelqu'un attend. Laissez écouler quelques minutes; puis ouvrez et refermez les portes, ayant l'air de reconduire quelqu'un; faites sonner quelques écus, ce bruit argentin est souvent un avertissement salutaire; enfin faites entrer.

LA CONSULTATION

— Un grand talent du médecin, c'est de savoir écouter. Le malade aime à parler longuement de son mal; écoutez-le avec patience, avec bonté; ménagez-lui les interruptions, elles ne rendent le récit que plus prolixe; faites-lui répéter, au contraire, les circonstances qui vous paraissent les plus intéressantes à connaître. Cette insistance vous placera tout de suite en grande estime auprès du malade ; il verra en vous un médecin attentionné, soigneux, et le résultat de la consultation ne tournera pas à votre désavantage.

—Un des plus rigoureux préceptes de la charité médicale impose l'impérieux devoir au médecin de consoler, de rassurer le malade, et de lui faire toujours espérer la guérison de la maladie le plus évidemment incurable. Il est cependant un écueil qu'il faut savoir éviter, c'est, dans les cas peu graves et facilement accessibles aux ressources de l'art, de prendre la maladie moins au sérieux que ne le fait le malade lui-même. Règle générale, le malade aime à se persuader et à dire qu'il a couru de grands dangers. Il est de mauvaise politique de le dissuader sur ce point. Cela n'avance à rien, et vous vous enlevez niaisement un mérite qu'on ne demandait pas mieux que de vous reconnaître.

— Évitez donc ces formules dangereuses et qui partent trop vite de la bouche des jeunes médecins : « Ce n'est rien ; vous n'avez qu'une légère indisposition ; un peu de régime va guérir tout cela. » Presque jamais le malade ne vous tient compte de ce langage austère de la vérité ; souvent il a pour résultat de le décider à porter chez un autre confrère ses appréhensions et ses écus.

— Posez-vous comme principe de conduite

de ne jamais laisser sortir un malade de votre cabinet sans une consultation écrite. Ne craignez pas d'écrire longuement vos prescriptions et vos conseils. Prenez du grand papier, et remplissez hardiment le *recto* et le *verso*. Plus vous serez long, moins le malade lésinera sur vos légitimes honoraires. Souvenez-vous sans cesse de ce malade auquel Corvisart ne voulut écrire aucun conseil, et qui laissa une pièce de dix centimes, soigneusement pliée dans du papier, sur le chambranle du célèbre médecin de l'Empereur.

— La plupart des médecins en renom de Paris connaissent un pauvre malade imaginaire qui porte un nom distingué et qui paye régulièrement ses consultations la somme invariable de 7 fr. 50 cent. Il n'est pas de jour où l'on ne le rencontre dans le cabinet de quelque médecin. Quand il tient sa consultation en main, il adresse une nouvelle question au médecin. Si la réponse lui paraît convenable, il ouvre sa bourse et ajoute 50 centimes à la somme primitive. Nouvelle question, nouvelle réponse, nouvelle pièce de dix sous, et il continue ainsi jusqu'à 9 fr. 50 ou 10 fr. 50, car ce singulier client paraît avoir une horreur profonde pour les chiffres ronds. Mais de tels clients constituent une variété extrêmement rare.

— Il est plus commun, au contraire, qu'en possession de vos conseils écrits, le malade se lève, s'incline fort civilement et vous quitte en oubliant de vous honorer... Si le malade vous est inconnu, sa tenue vous indique qu'il peut honorer vos conseils, et il ne le fait pas; quelle est, de votre part, la conduite à suivre? Les avis sont partagés. Les sentimentalistes, ceux qui considèrent la profession médicale surtout au point de vue du sacerdoce, disent qu'il faut s'abstenir de toute demande et conseillent de se replier dans sa dignité. Quelques célèbres consultants de Paris en agissent ainsi; mais il faut remarquer que, chez eux, c'est le plus petit nombre des malades qui a ces distractions-là, et comme ils en voient des masses, ils souffrent peu en définitive de ces oublis. La généralité des praticiens, qui en pâtit davantage et chez lesquels ces oublis se renouvellent plus fréquemment, est d'avis que si la charité médicale doit être toujours prête et inépuisable pour le pauvre, le médecin a le droit et le devoir de rappeler au client oublieux qu'il néglige une formalité essentielle de sa consultation.

— La formule est difficile à trouver; le mieux est de se livrer à l'imprévu, à l'à-propos, à l'occasion, pour se tirer d'embarras. On raconte d'un médecin célèbre qu'il reprenait sans façon sa consultation des mains des clients oublieux, en leur disant de venir la chercher quand ils voudraient la payer. Ce procédé est brutal et peu digne. Quelques médecins se sont fait cette règle invariable d'en indiquer le prix en la remettant au client. Le procédé est efficace, mais il est hardi. Quelques autres abordent nettement la question, en n'apercevant chez le malade aucun signe positif. J'aime mieux ce procédé; il permet l'emploi d'une formule polie, digne ou spirituelle, comme celle que fit Alibert à l'évêque de... qui oubliait de l'honorer. « Monseigneur, lui dit-il en riant, vous voulez donc employer les deux louis que vous me devez à faire dire des messes pour la conversion des pécheurs? » L'évêque comprit, et tira galamment sa bourse.

— Il arrive quelquefois encore que le malade honore le médecin, mais si peu et d'une manière si infime, que la dignité en est blessée. — Je parle toujours de malades en position de bien faire les choses. — N'acceptez pas d'honoraires indignes. Fixez un *minimum* raisonnable au-dessous duquel faites-vous une règle de ne jamais descendre. Antoine Dubois ne recevait pas d'un malade la somme complète qu'il en attendait; c'était trois pièces de cinq francs au lieu de quatre. Dubois se lève, fait semblant de trébucher et laisse tomber les trois pièces. Le client s'empresse de les relever et de les remettre à Dubois. « Il y en a encore une par terre, dit le chirurgien. — Mais non, monsieur, répond le malade. — Si, si; il doit y en avoir quatre, et je n'en ai que trois; cherchez bien. » Le client finit par comprendre, et compléta la somme.

Amédée LATOUR (*L'Union médicale*).

*
* *

AUX CHIRURGIENS DES AMBULANCES

—

O les vaillants d'entre les nôtres,
Intrépides soldats de Dieu,
Un œil vous suit dans le ciel bleu,
Celui qui suivit les apôtres ;
Car la voix qui parle à vos cœurs
Est celle qui disait ailleurs :
« Aimez-vous bien les uns les autres. »

Partez ! l'humanité vous range
Parmi les vierges des douleurs.
Allez, frères, auprès des sœurs ;
Unissez-vous à la phalange
Où, sous les aiguillons divins,
Palpitent dans les mêmes seins
Des cœurs de lion, des cœurs d'ange ;

A celles qui vont, glorieuses,
Mêler des palmes au canon,
Et qui sentent, sans qu'un frisson
Ait contracté leurs chairs pieuses,
Sur leur face le sang jaillir
Et dans leurs prunelles courir
L'éclair sombre des mitrailleuses !

Allez ! c'est l'heure des tempêtes !
Un nuage monte dans l'air ;
Il pleut des flammes et du fer,
La foudre gronde sur les crêtes,
Et des balles, dans le vallon,
La grêle rase le sillon,
Au lieu d'épis fauchant des têtes.

Sous l'orage dressez vos tentes ;
Ouvrez, ouvrez aux gémissants :
Leurs pieds ont, sans quitter les rangs,
Glissé dans les fanges sanglantes.
Ouvrez aux membres pantelants,
Aux fronts vides, aux yeux errants,
Ouvrez aux poitrines béantes !

Qu'ils soient de Rome ou de Carthage,
Sous votre toit hospitalier,
Que chacun retrouve un foyer
Dans le royaume du carnage.
Les tentes de la Charité
Couvrent, dans leur immensité,
Le monde entier de leur ombrage !

Et sur ces champs de funérailles
Où se heurtent les étendards,
Quand il promène ses regards
Le Juste, à travers les mitrailles,
Au bruit du clairon triomphant,
Voit toujours votre drapeau blanc
Plus haut que l'aigle des batailles !

(Gazette heddomadaire de méd. et de chir.)

*
* *

TERMES DE MÉTIER

—

Un tailleur nouvellement marié fait l'acquisition d'un irrigateur à deux fins, et voici comment il en explique l'usage à sa jeune épouse :

« Le bout le plus court, dit-il, est pour l'œillet, et le plus long pour la boutonnière.

*
* *

MAXIMES ET APHORISMES

—

Rechercher le rire et les viandes saignantes,
Éviter les hommes graves et les farineux.

(Le Tintamarre.)

— Il n'y a pas de coups de poing agréables ;
mais les coups de poing sur le nez sont les plus
désagréables de tous.

Edmond ABOUT (Le nez d'un notaire).

Opposez-vous au mal avant qu'il s'enracine ;
S'il s'éjourne, il rend vain l'art de la médecine.

OVIDE.

— Pour bien se porter, il faut manger *épicé*.

(Le Tam-Tam.)

Qui boit et mange sobrement
Vit de coutume longuement.

— Réflexion d'un syphilisé :

Souvent femme avarie
Bien fol est qui s'y fie.

— L'abus des boissons alcooliques conduit à
une maladie du foie, la cirrhose, qui trouble la
circulation et détermine l'hydropisie. De là cet
aphorisme qui paraît être un paradoxe : *Celui
qui boit trop de vin périra par l'eau.*

WITKOWSKI (Le corps humain).

— Un repas sans fromage est une belle à qui il manque un œil.

BRILLAT-SAVARIN.

— Un des bons caractères du goitre ophthalmique, c'est le mauvais caractère des malades.

Dr GERMAIN SÉE.

— Le plus souvent maladies n'ont besoing de médecines, mais seullement d'une bonne forme de vivre.

LISSET BENANCIO (*Des abus des apothicaires*).

— « De la gaieté, de l'exercice, point d'excès, et moquez-vous de moi, » disait un vieux médecin.

— *Recipe dum dolet, nam sanus solvere nolet.* Fais-toi payer pendant que le malade souffre, parce qu'une fois guéri il refusera de le faire.

Médecine et Procure
Fais-toi payer quand le mal dure.

— La sobriété rend l'esprit sain et le corps vigoureux.

ALIBERT.

— Jeunesse qui veille, vieillesse qui dort, signes de mort.

— Viande bien mâchée est à demi digérée.

— Le fromage mangé le matin c'est de l'or, à midi c'est de l'argent, et le soir c'est du plomb.

— Les joyeulx guarissent toujours; et vouloir guarir est portion de la guarison.

A. Paré.

**

UN CLIENT MIS AU PIED DU MUR

—

Un de nos plus habiles chirurgiens avait fait en un instant une opération des plus délicates.

— Combien! lui demanda l'opéré.

— 500 francs.

— Comment, 500 francs? une opération qui n'a pas duré deux minutes!

Le chirurgien, tirant alors son portefeuille de sa poche :

— En voilà 1,000... Faites-en autant!

**

L'APPAREIL A FRACTURE

—

Il faut bien le dire, et commencer par là, J.-Nicolas M..., le grand médecin que vous savez, avait si fort déjeuné ce matin-là, que le soir il était gris. N'allez pas cependant, là-dessus, le juger avec trop de sévérité. M... avait passé ce matin son quatrième examen : toutes boules blanches comme ses examens précédents ; il ne lui restait plus qu'un pas à faire pour être docteur, et, dans une semblable occurrence, on peut être excusable d'inviter trois ou quatre amis à un banquet d'*Alleluia*, et de ne pas, en qualité d'amphitryon, rester en arrière d'appétit et de gaieté. Notez aussi que pareille chose lui arrivait rarement ; car Nicolas M... menait bien l'existence la plus sobre et la plus sévère qui fût au monde.

Trois mots suffiront pour nous faire comprendre et croire : M... était élève interne à l'Hôtel-Dieu.

Vous vous les rappelez, ô vous qui avez passé par ces choses ! ô vous par qui ces choses ont passé ! vous vous rappelez les tristes repas des élèves des hôpitaux : le bouillon dans lequel notre spirituel Ricord plantait un jour un bâton charitable, parce que, disait-il, il faut aider un aveugle ; le bouilli filandreux conduisant inexorablement la marche de chaque jour ; — les haricots qui s'écorchaient si difficilement sous la fourchette, alternés de lentilles que les pucerons déflorèrent ; — puis, — en bouquet, — le quartier durci et cestuant de gruyère, rebuté des mouches elles-mêmes.

Et les repas maigres les vendredis et vigiles : l'œuf sous toutes ses formes : — l'œuf frit, — l'œuf surnageant sur des bas-fonds d'épinards, — l'œuf à la coque, qui avait des os et des plumes ;

les omelettes artificielles, cuites sans beurre.

Et la raie, l'éternelle raie, jetant au vent ses senteurs en dépit du vinaigre. Et quel vinaigre ! il aurait brûlé le bois dont il sortait.

Et au milieu de tout cela, sur la serviette vineuse et diaprée qui jouait la nappe, la demi-bouteille quotidienne de chacun, passée par les mystérieuses épreuves de l'infirmier de service.

Pardonnez à J.-Nicolas M... de s'être grisé le jour de son quatrième examen !

Et maintenant que nous croyons avoir excusé l'interne M... auprès du lecteur, que le grand médecin M... nous excuse à son tour d'aller emprunter un de nos souvenirs à sa vie de jeune homme. — Qu'il ne nous en veuille pas plus que nous ne le méritons. D'abord, bien qu'il s'agisse pour nous de raconter une escapade bien innocente, nous nous ferions scrupule d'écrire les lettres de son nom, si célèbre aujourd'hui. Qu'il daigne reconnaître ensuite que, — de trois anecdotes que nous conservons sur lui, — nous avons laissé de côté, — en bonnes gens que nous sommes, l'origine du surnom de ferox, et l'histoire de la fameuse culotte de peau.

Donc M... s'était mis ce jour-là dans un état singulièrement *improper ;* — ce qui fut surtout remarquable lorsqu'il rentra le soir.

Où M... avait-il passé sa journée ? Nul, pas même lui peut-être, ne l'a su. Quoi qu'il en fût, lorsqu'il revint à l'hôpital vers les quatre heures, le portier, devant lequel il avait le matin passé d'une démarche ferme et accentuée, le portier qui ne s'était alors douté de rien, malgré ses yeux de portier, ne put s'empêcher, le soir, en regardant le regard allumé de M..., de sourire d'une façon significative. Et pour le coup, le brave homme ne se trompait pas : M..., qui était sorti gai, rentrait gris. Il monta les marches de l'escalier les jambes raides, le ventre tendu, les épaules en arrière, la tête haute, s'avançant dans toutes les majestés de la digestion et de l'ivresse.

Cette merveilleuse dignité de mouvements ne fut que légèrement contrariée en haut de l'escalier, lorsqu'une marche remontée à l'improviste fit rudement trébucher Nicolas M...

Il ne s'en émut pas davantage, tourna brusquement le bouton de la porte de la salle, et, sans essuyer ses pieds au paillasson, se dirigea vers une armoire dans laquelle son ami l'interne A... déposait d'habitude son tablier de service, duquel tablier M... se revêtit.

Nous devons à la vérité de dire qu'il employa bien près de dix minutes à réunir derrière lui les cordons de son tablier et à constituer une boucle dont il ne put venir à bout que par un nœud.

La sœur de la salle l'examinait, et, voyant son teint fort animé, moitié par l'impatience, moitié par les fumées du vin, elle lui demanda s'il n'était pas malade.

M... entendit confusément, et — comme il

avait un peu conscience de sa position, et qu'il craignait de répondre à côté de la question — il s'en tint à ne pas répondre et à regarder la sœur avec des yeux tout ronds.

Ce qui rendit la sœur toute honteuse.

Après quoi M... commença gravement sa visite du soir. Je crois avoir oublié de dire qu'un imprudent interne, A..., avait prié M... de le remplacer ce jour-là et de faire la visite de la salle. Cette complaisance, dans le principe, ne devait nullement déranger M..., qui n'avait pas de service. Depuis les cinq jours qui venaient de s'écouler, consacrés à son examen, M... s'était acquitté de son ministère le matin, à jeun, très convenablement, et il tenait à accomplir sa tâche. — Ajoutons tout de suite que cette salle était de chirurgie, et non de médecine, et qu'elle ne contenait, en conséquence, que des blessés ou des opérés.

Au premier lit, M... prit le bras du malade, et, les yeux doctoralement fermés, lui toucha longuement le pouls.

Le pauvre diable le regardait avec anxiété.

— Vous avez de la fièvre ce soir, mon brave, dit résolûment M... Ma sœur, un bassin, s'il vous plaît.

Et il pratiqua une copieuse saignée.

— Cela vous fera du bien, dit-il en passant au second lit.

Là encore il trouva une forte fièvre. — Nouvelle saignée.

Au troisième lit, à peine eut-il scruté les pulsations de l'artère, qu'il secoua la tête avec un air de mécontentement et de défiance...

Il appela la sœur et l'infirmier.

— On a donné à manger à ces malades! dit-il. Ils ont tous une fièvre de cheval.

La sœur attesta qu'on n'avait pas dépassé l'ordonnance.

— Alors c'est vous, dit M... à l'infirmier.

Jean se défendit d'avoir eu la moindre complaisance.

— Taisez-vous! dit sévèrement M... Si vous ne leur avez pas donné à manger, vous leur avez donné à boire!...

Et il prononça ces derniers mots avec un tel accent d'indignation, que le malheureux infirmier, bien innocent, en fut atterré et ne sut que répondre.

Le fait est qu'il n'était en rien de la faute de Jean si M... avait trop déjeuné le matin, et s'il se trompait le soir, en prenant les pulsations de son propre pouls pour celles du pouls de ses malades, et en trouvant aux autres la fièvre que lui seul avait. Ce qui ne l'empêcha pas de sermonner tout le monde.

— C'est une abomination, disait-il, malgré les dénégations des malades, de la sœur et de l'infirmier, c'est une abomination d'abuser ainsi des malades qui se portaient si bien ce matin!

Et il allait toujours saignant et resaignant, trouvant la fièvre d'autant plus forte que son mécontentement et sa colère augmentaient et activaient sa circulation.

Si bien qu'au dixième malade saigné, la sœur, ne sachant plus que penser de tout cela, — inquiète et craignant que M..., une fois la lancette aux doigts, ne s'arrêtât plus, prit le parti de s'éclipser et d'aller en toute hâte chercher un autre interne, auquel elle communiqua ses craintes.

Justement A... venait de rentrer. On lui avait aussitôt appris les petits événements de la journée, et il se repentait déjà du choix de son remplaçant.

Il accourut aussitôt.

Heureusement, aucune des saignées pratiquées ne pouvait avoir de conséquences fâcheuses; mais il était temps que M... s'arrêtât. Il reçut imperturbablement les remerciements de son confrère, qui lui proposa d'achever le service à sa place.

— Ma foi, je ne demande pas mieux ! lui répondit M... dans l'oreille, entre deux éructations, car j'ai une féroce envie de dormir...

Dix minutes après la visite du soir terminée, A..., ouvrant la chambre de M..., le vit étendu par terre à côté de son lit, sur lequel il n'avait pu monter, — et ronflant comme feu le maréchal de Saxe.

Il appela un autre interne, et ils parvinrent à déshabiller M... et à le coucher.

— Tu m'as procuré pour demain matin un

rude sermon de M. Desault, disait A... entre ses dents; mais je te le ferai bien payer à la première occasion!

Au milieu de la nuit M... s'éveille, la tête lourde, les idées confuses, la langue épaisse, embarrassée.

Sa chambre — contre l'ordinaire — est éclairée d'une faible lueur, et il entend à côté de son lit la respiration d'une personne endormie.

Les rideaux, qu'il a l'habitude hygiénique de ne jamais fermer, sont soigneusement tirés.

Il veut étendre son bras appesanti pour les entr'ouvrir : — une douleur assez vive l'en empêche; son bras est enveloppé d'une bande de toile...

Que veut dire ceci? se demande M... — Que lui est-il arrivé? on l'a donc saigné?...

Les rideaux s'entr'ouvrent tout à coup, et une figure mal éveillée se penche sur la sienne.

— Qu'est-ce que tu fais là, Jean? demanda M..., et quelle heure est-il?

Jean répond qu'il est trois heures du matin, qu'il a été chargé de passer la nuit auprès de M...

Et en lui offrant une tasse de tisane, il lui demande comment il se trouve.

— Est-ce que j'ai été...? est-ce que je suis malade? dit M... avec anxiété.

— Il faut espérer que ça ira mieux, monsieur, répond l'infirmier, avec du repos et des soins...

— Au reste, vous savez mieux que moi ce qu'il faut dans ces cas-là.

— Qu'est-ce que c'est ? Qu'est-ce que j'ai donc ? s'écrie M..., avec impatience et en voulant se mettre sur son séant. Mais sa jambe droite est immobile et engourdie.

Il y porte sa main et demeure la bouche ouverte, le regard désolé... Un appareil de fracture entoure sa jambe... sa jambe cassée !... M... tombe dans un grand accablement à cette fatale découverte. Il se désespérait, malgré les philosophiques consolations que Jean essayait de lui faire goûter.

— Eh ! laisse-moi tranquille, imbécile ! lui dit M..., et réponds-moi ! — Comment cela m'est-il arrivé ? Je suis donc tombé ?

— Ma foi ! monsieur, je n'étais pas là, et je ne saurais rien vous dire. On m'a appelé à huit heures, aussitôt après l'accident. Vous étiez étendu sur le lit, M. A... et M. J... vous ont mis l'appareil, et m'ont recommandé de ne pas vous quitter un instant.

— Va tout de suite chercher J... et A... Il faut que je sache.

— M. J... n'est pas de service, et il n'a pas couché cette nuit à l'hôpital. M. A... est sorti à neuf heures. Si vous voulez, je vais éveiller...

— N'éveille personne, j'attendrai.

Et M... resta livré à ses amères réflexions.

L'accident qui lui était arrivé pouvait avoir les suites les plus graves. M... tenait à ses os plus que tout autre. Peut-être partageait-il encore cette petite superstition commune à plusieurs médecins, qui supposent que le mal s'acharne plus particulièrement dans l'occasion sur eux, dont l'état est d'être ennemis du mal. Si, comme M... n'en pouvait douter d'après la nature de l'appareil apposé, il s'agissait d'une fracture, le moindre inconvénient qui pût en résulter était de lui faire garder une quarantaine de jours la position horizontale, et M... était homme à exagérer encore les précautions dans un cas personnel. — Il pensait avec désespoir que la veille il avait arrêté pour la semaine suivante son départ en vacances, grâce à un congé obtenu à grand'peine. Il se disait qu'il ne pourrait apprendre lui-même ses succès à sa famille, qu'il allait plonger dans l'inquiétude, — et tout cela pour un événement qu'il rougirait de raconter. — Si encore cette jambe avait été cassée en courant après la croix d'honneur, — ou tout simplement même par un accident naturel !... mais non. — Et puis quel était le degré de gravité de cette blessure qu'il ne lui était pas permis d'interroger ? était-ce une fracture simple ou compliquée ?

Le matin lui parut bien long à venir...

Lorsque au petit jour la porte de sa chambre s'ouvrit et qu'il vit paraître ses amis, — malgré l'effort qu'il fit sur lui-même, sa physionomie prit l'expression de la plus vive anxiété.

— Eh bien ! lui dit A..., comment vas-tu, mon pauvre ami ?

— Pas trop bien, répondit M..., affaibli par

la saignée et dévoré par la fièvre de l'inquiétude.

Et il demanda des renseignements sur son état. On lui apprit qu'il avait une fracture oblique près du col du fémur, fracture de la plus dangereuse espèce, que M. Desault avec le père L... étaient venus le voir, et qu'ils avaient été satisfaits des premiers soins donnés. — L'appareil est fait; il n'y a rien à changer jusqu'à nouvel ordre, avait dit le père L... en s'en allant.

A ces fâcheuses nouvelles, M... s'évanouit.

Mieux que personne il pouvait comprendre la gravité de la blessure qu'il devait à son intempérance, et en apprécier les suites. Dès ce moment le rire disparut de ses lèvres. M... se laissa aller à un accablement dont ses camarades ne purent venir à bout de le tirer, son désespoir était complet. — Il ne trouvait quelque distraction à ses chagrins qu'en disposant — avec une sollicitude toute particulière — ces minutieuses précautions dont les médecins gardent à peu près pour leur usage particulier le secret, — les remèdes et médicaments nécessaires à son état.

Ses amis se succédaient dans sa chambre et venaient rappeler son courage abattu.

Au bout de huit jours passés par M... dans une immobilité parfaite, — ses amis A... et J..., entrant un matin dans sa chambre, lui annoncèrent qu'un élève de la maison, dont l'internat était terminé et qui venait d'être reçu docteur, les avait invités à dîner.

— Nous regrettons bien que tu ne puisses pas être des nôtres, lui dit A...; mais nous viendrons tous te voir ce soir.

M... soupira. — C'était bien moins un bon dîner qu'il regrettait, quoiqu'il sût que le nouveau docteur ferait bien les choses, — que son départ fixé pour ce soir-là même et sa place retenue à la diligence dix jours auparavant, par une précaution nécessaire au temps des vacances.

Il parvint à s'endormir, après avoir lutté contre ses pensées.

Tout à coup il est réveillé en sursaut. La porte s'est ouverte avec fracas... ses deux chaises et sa table sont renversées... et une dizaine d'élèves se précipitent dans sa chambre, J... et A... à leur tête, bouteilles et verres en main, chancelant, vociférant...

Ils s'élancent vers M... qui commence à s'inquiéter, et font voler en l'air ses couvertures...

M..., voyant qu'il a affaire à des gens qui sortent d'un repas de corps, tâche de s'en débarrasser par la douceur et en se plaignant de souffrir beaucoup.

— Eh bien, comment vas-tu? lui crie J... dans les oreilles.

A... s'est déjà emparé de son bras, et scrute les pulsations du pouls.

— De la fièvre! dit-il. — J..., une bande à saignée, un bassin, vite!

Et il tire de son gousset une lancette que ses mains tremblantes ne peuvent pas ouvrir.

— Que me veux-tu? dit M... dans la plus vive agitation.

— Deux palettes seulement, répond A... Si ça ne te fait pas de mal, ça ne peut pas te faire de bien... C'est-à-dire, non! si... enfin, c'est égal!

— Vous ne me saignerez pas! s'écrie M... avec énergie; vous ne me saignerez pas! vous êtes ivres!... — Peut-on se mêler de saigner un malade, ajoute-t-il indigné, quand on est dans un pareil état?

— Laissez-moi! laissez-moi! ou je crie...

— Ah! tu ne veux pas être saigné! dit A...

— Tu repousses la Faculté! dit J...

— Ah! nous sommes ivres!...

— Ah! tu veux crier!

Et J..., d'un seul bond, s'élance sur lui; M... pousse un cri de terreur...

Au même instant, A... le prend par un bras, le jette en bas du lit, et toute la bande se précipite sur lui dans une lutte générale et acharnée.

M... jette des cris affreux... Il sent sa jambe en vingt morceaux... il se débat, pâle comme la mort, pour échapper à ces furieux...

— Encore! encore! s'écrie A... tout essoufflé au milieu des coups d'oreiller et de traversin. Et il arracha frénétiquement la fracture.

5.

— Veux-tu donc me tuer? dit M... d'une voix étranglée par la peur.

— Allons donc! répond A..., est-ce que tu es malade? Tu n'a jamais eu plus de fracture que moi, mon cher. Vois plutôt! — C'était une simple plaisanterie...

— Que tu trouveras un peu forte, peut-être, dit J... à son tour; mais je suis persuadé que mes malades que tu as saignés ne seront pas de ton avis.

M... doutait encore. Il considérait dans une sorte de stupeur et examinait avec la plus vive attention sa cuisse mise à nu...

Quand il se fut bien assuré que tout était normal, ses joues reprirent leurs couleurs, et il respira largement. Il était trop heureux pour en vouloir à personne; — et il regarda ses amis en souriant.

L'un d'eux lui tendit un verre plein.

Non pas, s'il vous plaît, dit M... en le repoussant. — Pour aujourd'hui, du moins, ajouta-t-il en riant.

Et comme il recueillait avec un certain soin les pièces de son appareil :

— Qu'est-ce que tu veux donc faire de cela? lui demanda J...

— Je veux, répondit M..., le conserver toute ma vie dans ma salle à manger.

— Quand tu en auras une, reprit A...

Le docteur M..., depuis longtemps, a sa salle

à manger; mais nous devons dire qu'on n'y voit pas le moindre appareil de fracture.

Probablement pour ne pas effrayer l'estomac et les jambes de ses convives.

NADAR (Quand j'étais étudiant).

APPEL UTILE

O Concorde, ô fille du ciel,
O Potarde à l'éternel stage,
Qui prenant le drastique fiel,
Grâce à ton divin mucilage
Le change en laxatif miel.
Je bois à ta douce influence !
Je bois à ta toute-puissance !
Concorde, descends parmi nous !
Les médecins, race guerrière,
Aujourd'hui sont à tes genoux.
Daigne répondre à leur prière !
L'hommage des vaillants est doux !

PAUL BERT.

UN MÉDECIN COMPLAISANT

Une belle-mère a trouvé un moyen bien simple pour se faire inviter par son gendre à aller à Dieppe avec sa fille.

Elle a fait dire confidentiellement par son médecin audit gendre que l'air de la mer serait très dangereux pour elle.

Inutile d'ajouter que celui-ci s'est empressé de la convier pour toute la saison.

*
* *

UN SOLDAT QUI N'A PAS INVENTÉ LA POUDRE

—

Le médecin-major du 201e de ligne prescrit un bain de Barèges à un soldat, et le fait conduire dans un établissement *ad hoc* par un sergent.

Une heure se passe; le sergent, étonné de ne pas entendre de bruit, pénètre dans le cabinet et trouve le malade devant la baignoire. Le niveau de l'eau a sensiblement baissé...

— Ma foi, sergent, dit le pauvre Dumanet, f...ichez-moi dedans si vous voulez, mais je ne peux en boire davantage.

(Le Gaulois.)

*
* *

IL Y A DES CRÉANCIERS FÉROCES!

—

Un pauvre médecin de campagne avait

acheté, il y a quelques mois, un ou deux sacs de blé à un paysan, qui lui en réclamait le prix avec un épouvantable acharnement.

— Mais enfin, vous pourriez bien me payer depuis le temps, disait-il en haussant le ton d'une octave.

— Eh! que voulez-vous? fait le médecin; je n'ai pas d'argent.

— Pas d'argent, c'est bientôt dit. Rendez-moi ma marchandise, alors.

— Elle est mangée.

— Donnez-moi un meuble, quelque chose.

— Je n'ai rien.

— Eh bien! alors, nom de nom, posez-mo des sangsues!   (*Le Grand Journal.*)

*
* *

QUATRAIN

—

On avait demandé à un poëte un quatrain pour mettre au centre d'une série de ravissants croquis de Félicien Roys sur ce sujet : Un buveur qui, avant d'avoir un pied dans la tombe, l'a dans la goutte. Le poëte a envoyé ce quatrain, pour lequel il présente ses excuses à l'auteur des *Chants du crépuscule :*

Notre orteil est ton but, adversaire divin,
O champagne!—et toujours tu nous vaincs dans la lutte.
Ce qu'Hugo dit de l'eau peut se dire du vin :
Perle avant de tomber et « goutte » après la chute.

*
* *

PUDEUR ET VER SOLITAIRE

—

Une congréganiste aussi peu autorisée que peu jolie avait le ver solitaire.

Quand on n'a pas ce que l'on aime, dit le proverbe, il faut aimer ce que l'on a.

Mais la religieuse et le proverbe différaient d'opinion.

L'expulsion du ver anachorète fut décidée.

Un médecin, qui, chose curieuse, n'était pas le célèbre docteur Grotte de Lourdes, fut appelé.

Il décréta le kousso, ce 29 mars des ténias.

D'abord le kousso sembla avoir sur le ver l'influence de M. Jules Simon sur la droite du Sénat. Un instant, on crut qu'il l'emporterait. Il n'en emporta que des citations tronquées.

— Alors, ma sœur, dit le médecin trois jours après, nous aurons recours à la fougère mâle.

La vierge rougit et soupira :

— De la fougère mâle!... Ciel!... Enfin, je demanderai une dispense.   (*Le Rappel.*)

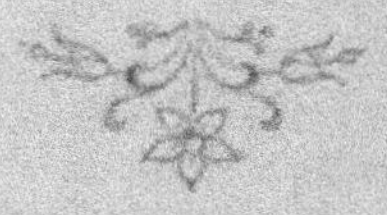

LE ROI SULFUR

Tragi-Comédie dermatologique

Représentée pour la première fois sur le Théâtre de la
Salle de garde de l'Hôpital Saint-Louis,
le 1ᵉʳ avril 18...

PERSONNAGES

SULFUR, roi de Cutis.
AMIDON, confident du roi.
SAVON-NOIR, lieutenant général des armées du roi.
HYDRARGYRE,   généraux des armées du roi,
IODURE DE POTASSIUM,   en disgrâce et vexés.
TURBITH, commandant des gardes du roi, en disgrâce et
    vexé, mais prudent.
ACHORION, lieutenant général des armées de Favus.
TRYCOPHYTON, général des armées de Favus.
HERPÈS, époux d'Eczéma.
PEMPHIGUS, confident,
La reine FROTTE.
AXONGE, sa suivante.
La reine ECZÉMA.
ACNÉ, sa suivante.

Tubes et spores, soldats, pages, brosses de chiendent, pinceaux
    de charpie, pinces à épilation, etc., etc.

ACTE PREMIER

—

La scène se passe sous les murs de Crapulopolis ; le théâtre
représente le camp de Sulfur ; il y règne une grande ani-
mation.

SCÈNE PREMIÈRE

SULFUR, La Reine FROTTE, AMIDON, Soldats

SULFUR

Grande reine, à vos pieds je pose ma couronne :
Jamais dans les combats plus vaillante amazone
Ne s'illustra jadis par de plus beaux exploits !
Acarus est vaincu. C'est à vous que je dois
Le succès de ce jour : ceignez ce diadème
Par vos soins relevé, et souffrez que moi-même
Je remette en vos mains le sort de mes États.
Que nos cœurs soient unis ! Déjà tous mes soldats,
Témoins de vos hauts faits, vous proclament leur reine :
Qu'aux palais de Cutis sur mon char je ramène,
Triomphante et chérie, une épouse !

LA REINE FROTTE

                        Sulfur,
Écoutez-moi ! Pour vous peut-être il sera dur
D'attendre quelque temps ; mais, corbleu ! la bataille
Recommence demain. Je sape la muraille
Qui protége Favus, notre orgueilleux voisin.
Fécule a préparé tout pour un coup de main.
Les godets sauteront sous l'effort d'une mine ;
Sublimé par la brèche entre, et moi j'extermine

Dans Bulbe, Sycosis, dégoûtante moitié
De l'arrogant Favus ! Pour eux point de pitié,
Tout à feu ! tout à sang ! L'heure de la vengeance
A sonné ! Détruisons cette fétide engeance.
Puis après, si, toujours brûlé des mêmes feux
Qu'en votre cœur aimant allumèrent mes yeux,
Vous voulez enchaîner votre vie à la mienne,
J'y consens. — Holà ! hé ! que quelqu'un vienne.
J'ai besoin de repos, Sulfur, et je m'en vais
Vider avec Cinabre un flacon de xérès.

(Elle sort ; ses gardes l'accompagnent.)

SCÈNE II

SULFUR, AMIDON

SULFUR

L'entends-tu, cher ami ? Tudieu ! quelle luronne !
Un flacon de xérès ! Que le ciel me pardonne,
Moi qui lui fis tantôt un bout de madrigal !
Mais tu n'écoutes pas ! Qu'as-tu donc, animal,
Et pourquoi sur ton front cette rougeur subite ?

AMIDON

Seigneur, vous saurez tout. J'étais dans ma guérite,
Ma spatule à la main, aux portes du palais,
Quand j'entendis chanter d'une voix ravissante
Un air de mon pays. De la patrie absente
Un si doux souvenir me fit verser des pleurs !
Alors je m'approchai, et bientôt, aux lueurs
Du croissant de Phébé, je vis, blanche, apparaître,
En toilette de nuit, une ombre à la fenêtre.
Mon cœur ne battait plus ; mon sang ne fit qu'un tour ;
Je me sentis brûlé par les feux de l'amour,

Lorsque je reconnus la séduisante Axonge !
Je ne vis plus, seigneur, depuis deux nuits j'y songe.
Je ne vous dirai point quels étaient ses appas,
Je me suis attaché tout le jour à ses pas.
J'ai voulu lui parler ; mais telle est ma faiblesse,
Que je n'ai point osé révéler ma tendresse.
Enfin, je suis pincé !

SULFUR

     Ah bah ! La connais-tu ?
Sais-tu bien à quel prix tarifer sa vertu ?
La petite a du chic, la tête est assez fine,
En voyant son mollet le reste se devine ;
Elle chante à ravir ; tout cela, j'en conviens,
Peut aisément tromper des yeux comme les tiens.
Mais tu n'as donc pas vu comment elle regarde
Le valeureux Turbith, commandant de la garde ?
Fais-en ton deuil, ami ; car ce n'est pas pour toi
Que chauffera le four. C'est un morceau de roi
Que voudrait grignoter notre bouillant Cinabre ;
Il la disputerait à la pointe du sabre.
Cherche ailleurs, Amidon ; n'as-tu pas Fleur-de-Riz,
Ta cousine germaine ? Elle aussi vaut son prix.

AMIDON

Vous me pulvérisez ! Je provoque Érythème ;
Le trépas seul pourra me sauver de moi-même !

(Il sort éperdu.)

SCÈNE III

SULFUR, SAVON-NOIR

SAVON-NOIR

Voici notre rapport, seigneur ! La friction
Vous rend maître aujourd'hui de la position.

Les postes avancés de la tranchée ouverte
Vous permettront demain de consommer la perte
De Crapule aux abois.

SULFUR

               Je veux que dès ce soir
Crapule soit à nous, entends-tu, Savon-Noir ?
C'est assez de lenteurs ; il faut que la journée
Par un succès complet soit enfin couronnée.
Il ne me suffit pas d'avoir chargé de fers
Le roi de ces États ; je veux dans les enfers
Envoyer tout son peuple. Autrefois les batailles
Se prolongeaient trois jours ; qu'en un seul les murailles
Croulent sous nos efforts ! Allons voir les travaux ;
Ensemble combinons nos vigoureux assauts.

                         (Ils s'éloignent.)

SCÈNE IV

Au fond, un groupe de trois personnages ; commencement de
scène muet ; ils s'avancent gesticulant.

HYDRARGYRE, IODURE DE POTASSIUM, TURBITH

HYDRARGYRE

Oser nous mépriser ! la chose est sans pareille,
À nous deux jusqu'ici nous avons fait merveille.
D'où vient donc qu'aujourd'hui notre lustre est pâli
Et que notre vigueur un moment ait faibli ?

IODURE DE POTASSIUM

Par mon père Varech ! moi je n'en fais que rire !
Tu t'alarmes à tort, mon très cher Hydrargyre.

Laissons-les tout tenter ; vers nous on reviendra
Tôt ou tard, tu verras ; on leur démontrera
Qu'ils n'ont que sot orgueil, vanité ridicule ;
Qu'ils ne sauraient franchir la moindre vésicule ;
Que nous sommes toujours les preux du grand saint
[Louis.

Nous paraîtrons aux yeux, quelque temps éblouis,
Avec tant de splendeur, tant de magnificence,
Que nul n'égalera jamais notre puissance.
Il y a là, je crois, des intrigues de cour ;
N'en doute pas, ami, chacun aura son tour.

HYDRARGYRE

J'ai raison de blâmer l'esprit de notre époque,
Et c'est avec regret que bien souvent j'évoque
Le vivant souvenir d'un illustre passé !
Des dédains de Sulfur j'ai droit d'être blessé.
On sort à chaque instant des méthodes antiques,
On a renversé tout, et nos vieilles tactiques
Sont aujourd'hui l'objet des mépris insultants
D'imberbes conseillers, novateurs de vingt ans !
A peine reste-t-il une ou deux bonnes têtes
Qui sachent résister à toutes ces tempêtes.

TURBITH, *à demi-voix.*

Vous nous compromettez ; de grâce, parlez bas.

HYDRARGYRE

Je veux crier, morbleu ! je ne me tairai pas !
Quoi ! j'aurais combattu quarante ans avec gloire
Pour voir périr un jour mon nom et ma mémoire !
Qui donc a plus que moi soutenu vos drapeaux ?
Qui s'illustra jamais par de plus grands travaux ?
Et si, comme autrefois dans le camp des Atrides,
La déroute se mit au camp des Syphilides,
N'est-ce pas par mes soins ?

IODURE DE POTASSIUM

Dans quel étrange émoi
Te voilà, pauvre ami ! Allons donc ! calme-toi !
J'aperçois l'étendard de notre souveraine ;
Le tambour bat aux champs.

UN PAGE

Seigneurs, voici la reine !

SCÈNE V

LES MÊMES, LA REINE FROTTE, SA SUITE, AXONGE,
puis SULFUR

LA REINE FROTTE

Salut à messeigneurs ! Où mon futur époux
A-t-il porté ses pas ? Turbith, le savez-vous ?

TURBITH

Madame, le voici !

SULFUR

Ah ! si loin que je soie,
A votre souvenir mon cœur est plein de joie.
J'accourais en ces lieux ; je comptais chaque instant
Passé loin de vos yeux.

LA REINE FROTTE

D'Henri le vert-galant,
Vous descendez, Sulfur.

SULFUR

Et vous êtes plus belle
Que ne le fut jamais en son temps Gabrielle!

LA SUITE

Très-joli! ravissant!

LA REINE FROTTE

Assez de ces fadeurs,
Sulfur; il est des mots qui par les nobles cœurs
Sont fort mal accueillis : cessez ce badinage.
Vous êtes trop léger.

HYDRARGYRE, *bas à Turbith.*

Ah! parfait, il enrage!
J'en suis ravi, ma foi, c'est fort bien répondu!
Le prince Bel-Esprit est resté confondu.

TURBITH, *bas à Hydrargyre.*

Taisez-vous, imprudent!

LA REINE FROTTE

Pendant que tout s'apprête
Pour achever bientôt notre grande conquête,
Je veux ici donner à nos braves soldats
Un brillant festival. Que les joyeux ébats
De mon corps de ballet, que des hymnes de guerre,
Les charment tour à tour! Axonge, la première,
Nous dira sa chanson. — Prends ce chapeau chinois,
Mon enfant, ses grelots te soutiendront la voix.

(On entend un orgue de Barbarie qui joue un grand air connu.
Les soldats viennent se ranger devant les tentes. Le corps
de ballet, composé de charpie et de pinces à épilation, se
place à la droite du spectateur. La reine Frotte et Sulfur,
assis sur le fond d'une baignoire renversée, sont à gauche.)

AXONGE

(Elle chante un pot-pourri en l'accompagnant.)

NOTA. — Ces couplets perdant tout leur charme à être privés de leur musique, nous sommes obligés de les passer sous silence.

ACTE II

—

(La scène représente un vaste jardin. — Au fond, un palais dont la façade rappelle le pavillon Gabrielle de l'hôpital Saint-Louis.)

SCÈNE PREMIÈRE

LA REINE ECZÉMA, ACNÉ, SA SUIVANTE

ECZÉMA

Viens, ma fidèle Acné, sous ces épais ombrages,
Respirer un air frais. Hélas ! ce temps d'orages
M'agace horriblement ; j'ai de vagues terreurs.
Et, je ne sais pourquoi, je crains quelques malheurs !

ACNÉ

Reine, d'où vous vient donc une crainte aussi bête ?
Si chaque jour pour vous n'était pas jour de fête ;
Si votre cher époux, Herpès, que vous aimez,
Avait moins de tendresse... Ah ! vous vous consumez
En frivoles chagrins. Jouissez donc de la vie
Que les fleurs de l'amour pour vous ont embellie.

ECZÉMA

Tu veux me rassurer ; regarde ma pâleur :
Mon visage autrefois était haut en couleur ;
Ce n'étaient que boutons, roses épanouies ;
J'étais heureuse alors ! Toi-même tu t'ennuies
Près de moi, chère enfant ! Mais par ton amitié
Le poids de mes soucis s'allège de moitié.
Donne-moi mon flacon.

ACNÉ, *à part.*

        Je crois que ma patronne
A le cerveau fêlé ? Qui diable la talonne ?

    (Elle lui passe un flacon sous le nez ; Eczéma éternue.)

ECZÉMA

Ah ! je me sens renaître !... Un instant attends-moi,
J'ai besoin d'être seule, et je reviens à toi.

        (Elle s'éloigne à pas lents.)

SCÈNE II

ACNÉ

Bien fin qui me dira les tourments de la reine !
Qu'ils sont lourds les chagrins que la grandeur entraîne
Après elle ! Eczéma, comme un *De profundis,*
Se promène à pas lents ; tout ce que je lui dis
Ne saurait la distraire ; et son front se desquamme,
Et dans ses yeux rêveurs je ne vois plus de flamme !
Par hasard, aurait-elle un amour dans le cœur ?
Herpès ?... Fi ! détournons ce soupçon peu flatteur.
Ah ! je serai toujours une simple suivante.
De mon petit Sébum, ma foi, je me contente !
Peu m'importe, après tout, qu'il soit ou duc ou pair :
Ce ne sont, tout cela, que des titres en l'air.

De gros spores m'ont fait des offres séduisantes,
Et je me suis moqué de leurs façons galantes.
Mon cœur avait parlé ; ma seule ambition
C'est de m'accommoder à ma position.
Je n'ai point de fierté, et je suis bonne fille ;
Je n'aime pas les vieux parchemins de famille.
Je ne sais pas vraiment où l'on court aujourd'hui :
Chacun veut à son tour qu'on s'occupe de lui ;
Partout on n'entend plus que grands noms : Métastase
Scrofule ou Arthritis ! Et ce sont là les bases
Des familles de cour ! Ma mère, au temps jadis,
Fit mettre en son blason gueules de syphilis ;
Mon frère a conservé ces titres de noblesse.
En épousant Sébum, moi, je serai comtesse,
Et sur mon écusson, richement couronné,
Je verrai s'étaler un nez bien bourgeonné.
Que voudrais-je de plus ? Un nom de diathèse
Me mettrait, direz-vous, beaucoup plus à mon aise.
Grand merci, messeigneurs : je suis jeune et je ris ;
Gardez pour vos vieux fronts les rides, les soucis.
Vous voulez qu'au milieu des papules perdue,
Dans les dames d'honneur à jamais confondue,
J'échange pour un titre, — un stérile oripeau, —
Mon sort qui fut toujours et si libre et si beau !
De la belle Eczéma je reste la suivante !

> (Depuis quelques instants, Eczéma a reparu au fond du
> théâtre ; elle écoute Acné, puis elle s'avance et la
> baise au front.)

SCÈNE III

ECZÉMA, ACNÉ

ECZÉMA

Dans cette chère enfant quelle candeur charmante !
Et pourtant, mon Acné, je vais te houspiller.
Tu médis des puissants ; à ton âge, briller

6

Par sa seule beauté, c'est la loi naturelle.
Mais, petite, plus tard, lorsque tu seras vieille,
Tu pourras regretter d'avoir légèrement
Envisagé les faits. Réfléchis mûrement
A mes sages avis. Va, crois-en ta maitresse,
Cela ne gâte rien, un bon rang de noblesse.
La diathèse, Acné, c'est ce que nos aïeux
Ont de plus raffiné, de plus sublime en eux !
C'est, dans un jeune sang, l'ineffaçable trace
Du glorieux passé de toute notre race ;
C'est la sève éclatant aux chaleurs de l'été
Sur le bourgeon fleuri que le tronc a porté.
C'est notre être, c'est nous ! c'est ta vivante image ;
Sous les traits d'un enfant je revois ton visage ;
Et, dans les rejetons d'un noble et pur amour,
Je devine le sang qui leur donna le jour !
Ah ! si tu pouvais lire au fond de ma pensée !
Mais quoi ! par le chagrin ton âme est oppressée ;
Tu pleures, chère Acné ?

ACNÉ

> Comme vous parlez bien !
Ces nobles rejetons, ces moutards, nom d'un chien !
Tout cela m'a donné un moment la berlue.
Assez, madame, assez, j'en suis encore émue.

ECZÉMA

Calme-toi, mon enfant. Tiens, voilà mon mouchoir
Pour essuyer tes yeux ; tu me liras ce soir
Un ouvrage que j'ai, là, sur moi, dans ma poche.
Il a trait à cela... (1). D'ici quelqu'un approche,
Entends-tu ce galop ? C'est quelque messager ;
Voyons ce que nous peut vouloir cet étranger.
Il soulève en courant des flots gris de poussière...
Fais-lui donc apporter une chope de bière.

(1) *Les Scrofules*, de M. le Dr Bazin.

SCÈNE IV

ACHORION, ECZÉMA, ACNÉ

(Achorion, couvert de poussière, saute à bas de sa puce de course, qui tombe raide. Il se jette aux pieds d'Eczéma.)

ACHORION

Madame, nous avons tout perdu, fors l'honneur !

ECZÉMA

Du puissant Acarus vous portez la couleur.
Qu'est-il donc arrivé ? Je tremble, je chancelle,
Exposez subito votre affreuse nouvelle.
. . . .

ACHORION

Acarus est vaincu, et Crapule n'est plus !
Bulbe succombe aussi, et mon prince Favus
A trouvé le trépas au gros de la mêlée !
J'étais à ses côtés, quand d'une voix fêlée
Il m'ordonna de fuir et d'accourir vers vous.
Je m'éclipsai soudain.

ECZÉMA

       De grâce, faites-nous
Le récit détaillé de toute la journée
Qui d'un État brillant changea la destinée.

ACHORION

Quoi ! reine ! vous voulez réveiller mes douleurs
Par le récit trop long de nos affreux malheurs ?

Eh bien, apprêtez-vous, car jamais vos oreilles
N'en auront, sur l'honneur, entendu de pareilles,
Sur les bords embaumés où le fleuve Sudor
Roule ses flots d'azur, régnait un âge d'or.
On n'y connaissait point les discordes civiles,
Un peuple agriculteur, dans les plaines fertiles
D'Épiderme, traçait sans soucis et sans bruit,
Ne craignant rien du sort, ses sillons dans la nuit.
Crapule était le nom de la ville opulente
Où régnait Acarus ; elle était florissante
Sous un monarque aimé de fidèles sujets.
Son joug était si doux, si nombreux ses bienfaits !
Ce bonheur fut troublé en l'an mil huit cent douze.
Un forcené, Galès, en sa fureur jalouse,
Une épingle à la main, partout nous poursuivit,
Dévasta nos foyers sans trêve ni répit.
En vain pour nous le sort sembla vouloir combattre.
Nous serrâmes nos rangs ; sans nous laisser abattre,
Nous luttâmes toujours, et, bravant son poignard,
Nous levâmes encor la tête et l'étendard !
Inutiles efforts ! Contre la destinée
Que pouvons-nous, hélas ! Un instant détournée,
La fureur de l'enfer de nouveau s'alluma :
Par des agents subtils l'homme nous décima.
D'un instrument de mort l'infâme découverte
Dans ces jours de malheur vint hâter notre perte,
Où fuir ? où nous cacher ? Pour détourner ses coups
Nous avons tout tenté : se dressant contre nous
Sur son pivot d'airain, l'invincible lunette,
Sabre de Damoclès, menaçait notre tête !
Les verres grossissants ont révélé nos mœurs
Et de mille combats engendré les horreurs !
Ils ont jusqu'à nos murs amené la cohorte
Des soldats de Sulfur ! La fureur les escorte :
Ces suppôts de Satan envahissent sans bruit
Les abords d'Épiderme au milieu de la nuit.
Savon-Noir sur nos champs répand sa bave immonde.
De ses flots écumants l'infâme nous inonde !
Il entraîne après lui les épais bataillons
Des brosses de chiendent ; du fond de nos sillons

Ils vont nous arracher. Pour hâter la défaite,
Sulfur s'élance alors ! Il s'est mis à la tête
De soldats aguerris dont l'aveugle fureur
Rend inutile, hélas ! notre antique valeur !
Au nombre nous cédons ! Le plus affreux carnage
Commence autour de nous ; ni le sexe, ni l'âge,
Ne trouvent de merci près de lâches vainqueurs.
Tout périt sous leurs coups. Ni prières ni pleurs
Ne sauraient les fléchir ! La flamme se déploie
En tourbillons fongueux ; nos palais sont leur proie,
Partout ce ne sont plus que des restes flétris,
Et des poils arrachés les funèbres débris
Jonchent le sol noirci, comme on voit sous l'orage
Se courber les épis dans les champs qu'il ravage !
En vain Tricophyton veut arrêter Sulfur :
Il voit à ses côtés Microsporon Furfur
Tomber assassiné. Dans cet instant suprême,
Accablé par le nombre, il est blessé lui-même,
Cinabre le saisit ; on le charge de fers…
Reine, tout est perdu ! vous savez nos revers !

ECZÉMA

Ah ! j'ai donc le secret de ma noire tristesse,
Du dévorant ennui qui me rongeait sans cesse !
Je comprends aujourd'hui ; c'était l'avant-coureur
De ce poignant récit. Dieux ! je frémis d'horreur !
Je tremble que Sulfur, ivre de sa victoire,
Ne vous suive en ces murs pour accroître sa gloire.
Acné, cours au palais, va chercher mon époux,
Et que sans nul retard il vienne auprès de nous.

SCÈNE V

ECZÉMA, ACHORION, PEMPHIGUS

PEMPHIGUS

J'étais sur les remparts avec mon très cher maître

6.

A fumer un londrès. Nous vîmes apparaître,
Tout à coup, près des murs, un immense tonneau :
Sur ses flancs s'enroulait un superbe tuyau.
Prudemment nous faisons le tour de la machine ;
Nous nous en approchons ; de près je l'examine,
Je percute avec soin sa vaste cavité,
Je constate partout ample sonorité,
Nous bannissons alors toute crainte inutile ;
Nous ordonnons d'ouvrir les portes de la ville.
Je viens vous avertir, car Herpès enchanté
Veut qu'il soit au palais aussitôt apporté.

ECZÉMA

Maudit soit ce présent que l'enfer nous envoie !
Ce tuyau, Pemphigus, c'est le cheval de Troie,
C'est la mine qui doit sous nos pieds éclater !
Ah ! pourquoi dans ces murs vouloir nous l'apporter ?
Pourquoi mon noble époux, dupe d'un stratagème,
Veut-il dans son palais le faire entrer lui-même ?
S'il en est temps encore, arrête ses efforts,
Pemphigus ! Cours à lui ; dis-lui que mille morts
Menacent ses sujets ! Ah ! puisse-t-il entendre
La voix de mon amour ! Si, nouvelle Cassandre,
Je ne peux l'arracher aux horreurs du trépas,
Je veux mourir aussi, mais mourir dans ses bras !

PEMPHIGUS

Madame, bannissez ces frivoles alarmes.
Que craignez-vous ici ? N'avons-nous pas des armes ?
Reine, rassurez-vous : — s'il existe un danger,
Nos bras ne sont-ils pas prêts à vous protéger ?

ECZÉMA

Je n'ai jamais douté de ton vaillant courage,
Excuse ma douleur ! C'est qu'un triste message
M'annonce de Sulfur les terribles succès :
Acarus est vaincu ; je tremble pour Herpès.

Un saisissant émoi de mon âme s'empare!...
Mais, au loin, entends-tu résonner la fanfare?
Les destins l'ont voulu! calmez votre courroux,
Dieux justes! dieux cléments! épargnez mon époux!

PEMPHIGUS

Cachez-lui, s'il se peut, cette triste nouvelle.
Je cours de nos soldats armer la citadelle.

(Il sort.)

SCÈNE VI

ECZÉMA, ACNÉ, ACHORION, HERPÈS
ET SA SUITE

(On apporte sur un char un immense cylindre à fumigations.
Il est couvert de squames et de fleurs.)

HERPÈS, *se frottant les mains.*

Princesse, je vous veux faire un charmant cadeau ;
On vous apporte ici le splendide tonneau
Dont mon cher Pemphigus annonça l'arrivée.
Dès que je l'aperçus, il me vint à l'idée
D'en orner ce jardin. Je suis très satisfait
De mon petit dessein! Il sera d'un effet
Ravissant! Mais quoi donc? Vous me semblez émue!
De plaisir, n'est-ce pas? Que sera-ce à sa vue?
Par ici, mes amis.

ECZÉMA

Ah! c'en est trop, seigneur.

HERPÈS

Comment le trouvez-vous?

ECZÉMA

Je frissonne d'horreur !

HERPÈS

Allons, Acné, allons, soutiens donc ta maîtresse :
Tu vois bien qu'elle est près de tomber en faiblesse !
— C'est une sensitive. — Il faut la ménager.
— Elle est grosse.

ECZÉMA

Seigneur ! prenez garde : un danger
Dans ces flancs est caché ! Ah ! tout mon sang se glace.
Sulfur est sous nos murs et Frotte nous menace !
Ils sont là, je les vois ! Cette immense clameur,
Oui, c'est lui ! c'est Sulfur ! implacable et vainqueur !

(On entend au loin retentir des trompettes. Au même
instant le tuyau se déroule de lui-même. Un jet de
vapeur frappe au visage Eczéma, Herpès, Acné,
Pemphigus, qui tombent la face contre terre. Une
vapeur sulfureuse cache pour quelques moments la
scène ; quand elle s'est dissipée, on aperçoit l'armée
de Sulfur rangée en bataille ; un bûcher est dressé
au milieu du théâtre. Des spores enchaînés, des che-
valiers crapuleux couverts de blessures sont près de
lui.)

CHŒUR DES SOLDATS DE SULFUR

Gloire à Sulfur ! honneur à sa vaillance !
Célébrons tous ses exploits par nos chants !
Qu'il soit heureux, qu'il règne sur la France !
Couvrons son front de lauriers triomphants !
Fêtons, fêtons l'aimable souveraine
Qui va régner ici sur tous les cœurs.
Gloire à Sulfur ! à Frotte, notre reine !
Et que l'Amour leur verse ses faveurs !

Tricophyton, vieux général de Favus, chante au pied
du bûcher les malheurs de sa patrie.

STROPHES

Douces filles du ciel, Muses, inspirez-moi,
Je chante les revers d'un trop malheureux roi,
Chassé de ses États par un destin farouche.
Polymnie et Clio ! la lyre que je touche
Vibrera sous vos doigts de sons plus émouvants :
De grâce, prêtez-moi vos préludes touchants !
Lilas aux doux parfums, tilleuls au frais ombrage,
Que j'aimais à rêver sous vos berceaux en fleurs !
C'est la saison d'été ! sous votre vert feuillage
J'écoutais autrefois les mille voix en chœur
Des chanteurs du ciel bleu ! Les hordes sanguinaires
Des hardis novateurs ont troublé ces beaux jours.
Qu'ils soient bénis du moins les vieux retardataires
Qui de notre bonheur ont respecté le cours !
Hélas ! ils sont passés ces moments d'allégresse
Où sur un temporal gaîment je m'étalais !
Ils sont passés ces jours de ma folle jeunesse :
Les poils sont renversés sous la faulx du progrès,
Et, sous son mors d'acier, la pince impitoyable
Met à nu tour à tour les bulbes moissonnés.
Une lave de feu, bouillonnante, implacable,
Baigne, en les rougissant, les crânes étonnés !
Soyez maudits, cruels ! puisse sur votre face,
Pour punir vos forfaits, ma cendre voltiger !
Que des spores vaincus l'infatigable race
Sorte de ce bûcher, sorte pour nous venger !
Cieux ! écoutez ma voix ! Puisse le tubercule
Triompher à son tour ! Que pour nous l'avenir
Rachète le présent ! Que l'acarus pullule !
C'est le vœu d'un mourant, c'est le vœu d'un martyr !

SULFUR

Gardes, tordez le col à ce vieux qui radote !
Son chant me déplaît fort ! Venez, aimable Frotte ;
Il n'est plus d'ennemis ! Ah ! d'un juste retour,
Daignez par votre main payer mon tendre amour !

FROTTE, *lui tendant la main.*

Cher Sulfur, la voici ! je tiendrai ma promesse.
Depuis longtemps mon cœur était plein de tendresse
Pour vous ; mais je voulais à des exploits plus beaux
Occuper votre esprit. — Apportez des flambeaux !
Aux torches de l'hymen, que ce bûcher s'allume !
Aux parasites, mort ! et que leur cendre fume
En l'honneur de saint Louis ! Gloire à notre patron !
La victoire est à nous ! Mort au microsporon !

CHŒUR DES SOLDATS (*Reprise*).

Gloire à Sulfur ! Honneur à sa vaillance !
Célébrons tous ses exploits par nos chants !
Qu'il soit heureux ! Qu'il règne sur la France !
Couvrons son front de lauriers triomphants !
Fêtons, fêtons l'aimable souveraine
Qui va régner ici sur tous les cœurs !
Gloire à Sulfur, à Frotte, notre reine,
Et que l'amour leur verse ses faveurs !

(Défilé de l'armée devant Frotte et Sulfur au son d'une
musique guerrière. Le bûcher flambe. Tableau.)

Dr A. MOTET.

*
* *

ÉPITAPHE D'UN CALCULEUX

—

En l'année 1637, le président de la Cour des comptes, Duret de Chevry, étant mort après avoir subi l'opération de la taille, on composa pour lui cette inscription tumulaire :

Ci-gît qui fuyoit le repos,
Qui fut nourri dès la mamelle
De tributs, de tailles, d'impôts,
De subsides et de gabelle ;
Qui meloit dans ses aliments
Du jus de dédommagement,
De l'essence de sol pour livre.
Passant, songe à te mieux nourrir,
Car si la taille l'a fait vivre,
La taille aussi l'a fait mourir.

*
* *

LE COMBLE DE L'ANTISEPTIE

—

A l'un des plus récents duels, déjà les adversaires allaient croiser le fer, lorsqu'une voix se fait entendre : « Un instant ! Messieurs !... » On s'arrête. On attend, et on espère une conciliation... Hélas ! c'était le médecin assistant. Imbu des idées modernes, notre confrère tire de sa

poche une solution phéniquée et y trempe mé-
thodiquement la pointe des épées. Puis, du ton
de l'homme qui a fait son devoir : « Allez
maintenant, Messieurs ; vous pourrez vous tuer ;
mais vous voilà à l'abri de l'infection purulente ! »

(*Le Petit Moniteur de la médecine.*)

* *

VIVENT LES MALADIES (1) !

—

Air : *Comme faisaient nos pères.*

Gloria tibi Domine :
        Telle est l'hymne chérie,
        Qu'à chaque maladie
Doit chanter un docteur bien né :
        Pour être juste,
        Santé robuste,
Bon estomac, bonne tête et bon buste
    N'enrichissent pas un docteur.
    Ainsi, sans forfaire à l'honneur,
Nous pouvons bien ici chanter en chœur :

        Vivent les maladies !
        Toutes sont nos amies,
Nous leur devons des grâces infinies.

    J'applaudis à votre talent,
        Mais je blâme et dénie
        Une philanthropie
    Qui tourne à notre détriment.
        Oui, je critique
        Votre tactique,

(1) Cette chanson a été chantée à l'un des banquets de la
Société de médecine de Lyon.

Pourquoi créer un art prophylactique?
Pourquoi, par vos heureux essais,
D'un mal prévenir les accès?
C'est faire ainsi la guerre à nos goussets.

Vivent les maladies! etc.

Un mal que Jenner a vaincu
Jusqu'au fond de sa source,
Remplissait notre bourse,
Et nous donnait plus d'un écu :
Fi d'un génie
Dont la manie
A préserver sottement s'étudie!
Vive ce bon Monsieur Leroy (1)!
C'est un grand médecin, ma foi ;
Par lui toujours nous avons de l'emploi.

Vivent les maladies! etc.

Messieurs, il n'est point étonnant,
Moi, dont le patrimoine,
Dans le repas d'un moine,
Peut se dévorer aisément,
Qu'avec ivresse,
Je le confesse,
Je chante ici ce qui remplit ma caisse.
Les malades font ma santé,
Je leur dois ma félicité,
Aussi je ris et dis avec gaité :

Vivent les maladies! etc.

A tous les maux, nous, médecins,
Nous devons une idole,
Ils sont notre Pactole,
Ils font couler l'or en nos mains ;

(1) Inventeur d'une préparation purgative, violente et très
dangereuse.

Tendre gastrite,
Douce entérite,
Oh ! qu'à mes yeux vous avez de mérite !
C'est vous qui faites qu'en ces lieux,
A des amis francs et joyeux,
Je puis m'unir et chanter avec eux :

Vivent les maladies ! etc.

Notre état vraiment est si bon
Que chacun veut en être ;
Chaque année on voit naître
Grands, petits docteurs à foison.
Dans notre ville,
Champ si fertile,
Tous viennent paître, et par cent et par mille :
Ah ! si quelque mortalité,
Sans nulle personnalité,
Tombait dessus, pour moi quelle gaité !

Vivent les maladies !
Toutes sont nos amies,
Nous leur devons des grâces infinies.

Dr RENÉ MOREL.

* * *

LE CŒUR D'UNE COQUETTE
AU XVIIe SIÈCLE (1)

—

« Il n'y a rien dans notre art de plus difficile
que d'exposer fidèlement toutes les parties du

(1) Cette charmante description, copiée dans un opuscule
du temps, a été adressée au *Petit Moniteur de la Médecine*, où
nous l'avons recueillie.

cœur d'une coquette, à cause d'une infinité de labyrinthes et de replis qu'on y trouve et qu'on ne rencontre pas ordinairement dans celui de l'homme. En examinant l'enveloppe extérieure, qu'on appelle péricarde, j'y aperçus, à la faveur du microscope, des milliers de petites cicatrices. La liqueur qui enduit cette membrane avait toutes les qualités de l'esprit-de-vin, et était assez abondante. J'en remplis un tuyau semblable à celui des thermomètres; l'ayant suspendu dans une chambre, je remarquai que la liqueur montait à l'approche d'un jeune homme fort et vigoureux et descendait, presque jusqu'en bas, à l'approche d'un vieillard; la surface extérieure de ce cœur était si polie et sa pointe si froide que, lorsque je voulus le saisir, il m'échappa des mains comme une aiguille. Les fibres en étaient beaucoup plus entrelacées qu'à l'ordinaire, et formaient un véritable nœud gordien.

Quelque attention que j'aie apportée à suivre le cours des vaisseaux qui en sortaient et y aboutissaient, je n'ai jamais pu y découvrir aucune anastomose ou communication avec ceux de la langue. Plusieurs des nerfs qui contribuent à faire sentir les fortes passions, telles que l'amour, la jalousie, la haine, ne descendaient pas du cerveau, mais des muscles des yeux.

Je voulus juger du poids du cœur; je le pris dans ma main : je le trouvai si léger, que je

n'eus pas de peine à conclure qu'il y avait beaucoup de vide. Ne sachant trop à quoi m'en tenir
sur la nature d'un cœur si différent de celui des
autres femmes, je crus devoir tenter quelques
épreuves pour en découvrir la substance : je le
mis sur des charbons ardents; mais, ô prodige!
bien loin d'être consumé par le feu, il n'en
reçut pas la moindre atteinte. Il fallait donc
qu'il fût bien froid, bien froid, lorsqu'il exerçait
ses fonctions vitales! »

*
* *

RICORDIANA

—

Dupuytren faisait un jour à sa clinique l'histoire d'un malade mort à la suite d'un *delirium
tremens*.

— Je ne le trouve pas *très mince*, dit Ricord
à demi-voix, puisque le pauvre diable en est
mort!

Le grand chirurgien n'était pas d'une humeur
joviale. Il fut outré de ce calembour et interrompit sa démonstration pour s'écrier d'une
voix terrible :

— Monsieur, il faut opter entre mes leçons
ou celles d'Odry!

*
* *

Un jour on s'entretenait devant lui d'un confrère célèbre... à la quatrième page des feuilles périodiques. On devine le docteur Giraudeau de Saint-Gervais.

— Est-il vraiment gentilhomme, disait l'un, et sa particule est-elle bien authentique?

— C'est le fils d'un meunier du bourg de Saint-Gervais, près Châtellerault, répondait un autre.

— Qu'en pensez-vous, mon cher Ricord? dit le maître de la maison : les Giraudeau appartiennent-ils à la noblesse?

— Oui, certainement, monsieur le Comte, à la noblesse de *rob*, répliqua le chirurgien.

Eugène de Mirecourt.

*
* *

— Tous les pédicures sont obligés d'être licenciés en droit, disait à Ricord son pédicure.

— Eh! pourquoi donc? demande tout surpris le jeune octogénaire de la rue de Tournon.

— Ne devons-nous pas nous occuper des séparations de cors?

Ricord fait un mouvement brusque... et le bistouri de son pédicure pénètre dans l'articulation!

Voilà comment le docteur Laborthe raconte l'accident survenu à Ricord ces temps derniers, accident dont il est aujourd'hui complètement remis, grâce à Dieu... et aux bons soins de Gosselin, Péan et Bouchut.

(*Petit Moniteur de la Médecine*.)

*
* *

Le docteur Ricord, tout à fait rétabli, adresse à notre rédacteur en chef le quatrain suivant, pour le remercier du dernier article de notre collaborateur Janus :

Janus, le roi latin, de son double visage,
A bien vu mon passé sillonné par l'orage,
Et le présent plus calme, et l'avenir plus doux,
Toujours très bienveillant, *and for ever thank you.*

(Le Figaro.)

*
* *

On causait de Ricord :

— C'est un père pour ses clients.

— Oui, répond quelqu'un, on peut dire que ce sont ses enfants gâtés.

*
* *

On demandait au grand spécialiste dont nous venons de parler quel était le comble de l'art pharmaceutique.

— C'est, répondit-il, de jeter une solution de sulfate de zinc dans la Seine, afin de l'empêcher de couler.

(Le Monde plaisant.)

*
* *

Ricord nous disait dernièrement : « Un jour, on est venu me prier d'aller voir un monsieur qui se plaignait d'avoir mal au fondement. Naturellement, je demande au commissionnaire l'adresse du malade. — Impasse du Coccyx, me répond-il. Je crus à une plaisanterie ; mais j'avais mal interprété, et il fallait entendre : Impasse du Coq, n° 6. »

Dr SIMPLICE.

*
* *

RÈGLES DE L'HYDROTHÉRAPIE

PAR UN ÉCHAUDÉ.

Dès le matin, au jour levant,
 On sonne à votre appartement :
C'est votre doucheur vigilant
Qui vous aborde en souriant,
Et d'un drap mouillé fraîchement,
Vous couvre le corps promptement,
Puis vous frictionne rudement,
Sans trop vous écorcher pourtant ;
Vous vous recouchez grelotant,
Et vous dormez à l'avenant.
Le lendemain, c'est différent,
Autre exercice intéressant :
Dans un maillot comme un enfant,
On vous enferme artistement,
De façon à rendre impuissant
Tout espèce de mouvement.
Du matelas le plus pesant,
On vous couvre encore prudemment.
Ainsi logé commodément,
Vous restez ordinairement
Trois à quatre heures seulement.
La chaleur bientôt agissant,

Et vers la tête s'élevant,
Trouble le cerveau tellement,
Qu'on pense littéralement
Toucher à son dernier moment.
Chacun en soi-même rentrant
S'interroge timidement ;
Celui-ci fait son testament ;
Celui-là, fidèle croyant,
S'adresse aux saints dévotement ;
Un autre, pécheur moins fervent,
Exhale son ressentiment.

. . . .
. . . .

Mais l'heure arrive cependant
Qui met fin à l'amusement ;
Tiré de l'étui haletant,
Cuit à point, et bien ruisselant,
Dans l'eau glacée, au même instant,
On vous enfonce brusquement.
La piscine au sein complaisant,
Qui reçoit indiscrètement
Plus d'un visage différent,
Vous procure encore l'agrément,
Que le nez aspire en plongeant
Le parfum du préoccupant.
Sorti de l'eau rapidement,
On vous frotte gaillardement.
Vous vous habillez lestement
Pour réactionner vivement.
Chacun au jardin va courant
Avec ardeur gesticulant :
On s'imaginerait vraiment
Des aliénés gambadant
Loin des regards du surveillant.
Mais du repas l'heure sonnant,
La salle ouvre un double battant,
Chacun prend sa place et son rang
Comme on fait dans un régiment,
Et le hasard intelligent
Pour voisin vous donne souvent

Le bavard le plus assommant
Ou l'enfant le plus turbulent.
A table, on sert discrètement,
Pour vous soutenir seulement,
Mais ce n'est pas assurément
Par calcul ou ménagement,
C'est histoire de règlement ;
Car on peut boire à tout moment
Et sans payer de supplément
De l'eau pure à contentement.
Depuis l'heureux avènement
De ce joli rêve allemand
Qu'on prend au sérieux bêtement,
De la fin au commencement
C'est tout aussi divertissant.
Les bains froids à triple courant,
Douche à tuer un éléphant,
Le maillot qui vous cuit le sang,
La friction au premier rang,
Car, on peut le dire en passant,
On est prodigieusement
Frotté dans l'établissement.
Pour tout malade se soignant
Hydrothérapeutiquement
Voici quel est le dénoûment :
Après deux mois de traitement,
D'ennuis, d'angoisse et de tourment,
Quinze cents francs payés comptant,
On s'en retourne constamment
Plus malade qu'auparavant.

*
* *

UN APHORISME PAR A PEU PRÉS

—

Le journaliste X... conte ses maux à son docteur : névrose, insomnies, gastralgie et toute la kyrielle de ce qui constitue la *parisianite* aiguë.

Le docteur hoche la tête :

— Mon cher ami, les remèdes sont impuissants ici; ne veillez pas, soyez sobre; pas de vin de Champagne, pas d'alcools, pas de théâtre... Bref, rétablissez-vous par l'hygiène.

— Oui, docteur, vous avez raison. Mais le malheur, c'est qu'*où il y a de l'hygiène, il n'y a pas de plaisir*.

P. VÉRON.

ORIGINE DE LA RHINOPLASTIE (1)

Tuliacotius,
Grand Esculape d'Étrurie,
Répara tous les nez perdus
Par une nouvelle industrie.
Il vous prenait adroitement
Un morceau du cul d'un pauvre homme,
L'ajustait au nez proprement.
Enfin il arrivait qu'en somme,
Tout juste à la mort du prêteur,
Tombait le nez de l'emprunteur.
Et souvent dans la même bière,
Par justice et par bon accord,
On remettait, au gré du mort,
Le nez auprès de son derrière.

(1) Cette pièce de vers avait été suggérée à Voltaire par l'histoire de ce citoyen de Bruxelles, rapportée par Van Helmont, qui s'était fabriqué un nez avec la peau d'un porte-faix, et qui vit son nez pâlir et tomber juste à la mort du prêteur C'est un peu l'histoire du *Nez d'un Notaire*, d'Edmond About.

*
* *

LES PHARMACIENS AU THÉATRE

—

Amédine. — Je n'ai jamais pu m'expliquer pourquoi les pharmaciens avaient à leur devanture ces bocaux bleus et rouges...

Grosmoineau. — Rien de plus simple... c'est pour effrayer les chevaux : ça amène des accidents et l'on transporte les personnes dans la boutique, nous appelons ça notre petit casuel.

(*Le Bas de laine.*)

*
* *

ÉPIGRAMMES DE J.-B. ROUSSEAU

—

LE CURÉ INCORRIGIBLE

Par trop bien boire, un curé de Bourgogne
De son pauvre œil se trouvait déferré.
Un docteur vient : — Voici de la besogne
Pour plus d'un jour. — Je patienterai.
— Çà, vous boirez... — Hé bien ! soit, je boirai.
— Quatre grands mois... — Plutôt douze, mon [maître.]
— Cette tisane. — A moi ? reprit le prêtre.
Vade retro. Guérir par le poison ?
Non, par ma soif ! Perdons une fenêtre,
Puisqu'il le faut ; mais sauvons la maison.

—

ORDONNANCE DIFFICILE A SUIVRE

Sur leurs santés un bourgeois et sa femme
Interrogeaient l'opérateur Barri ;
Lequel leur dit : « Pour vous guérir, madame,
Baume plus sûr n'est que votre mari. »
Puis, se tournant vers l'époux amaigri :
« Pour vous, dit-il, femme vous est mortelle.
— Las ! dit alors l'époux à sa femelle,
Puisque autrement ne pouvons-nous guérir,
Que faire donc ? — Je n'en sais rien, dit-elle ;
Mais, par saint Jean, je ne veux point mourir. »

—

SUR UN IVROGNE

Certain ivrogne, après maint long repas,
Tomba malade. Un docteur galénique
Fut appelé : « Je trouve ici deux cas :
Fièvre adurante, et soif plus que cynique.
Or Hippocras tient pour méthode unique
Qu'il faut guérir la soif premièrement. »
Lors le fiévreux lui dit : « Maître Clément,
Ce premier point m'est le plus nécessaire :
Guérissez-moi ma fièvre seulement ;
Et pour ma soif, ce sera mon affaire. »

*
* *

PENSÉES ET MAXIMES

—

— La vie est une maladie toujours mortelle.

HOMÈRE.

— C'est dans tous les temps qu'on voit, du
moins quant à l'opinion vulgaire et à la re-

nommée, les charlatans, les vieilles femmes et les imposteurs rivaliser en quelque manière avec les médecins et lutter avec eux pour la célébrité des cures. Mais qu'en arrive-t-il? Que les médecins se disent à eux-mêmes comme Salomon : « Si le succès de l'insensé et le mien sont absolument les mêmes, à quoi m'aura servi de m'être appliqué davantage à la sagesse?

BACON.

— Refuserez-vous à la médecine le titre de science parce qu'elle se trompe souvent? Les pilotes ne s'égarent-ils jamais?

CICÉRON.

— Je suis persuadée que la plupart des maux viennent d'avoir le cul en selle.

Mme DE SÉVIGNÉ.

— Les médecins sont sujets à être matérialistes et les astronomes à être athées. C'est que les premiers ont continuellement sous les yeux le cerveau de l'homme, tandis que les autres n'aperçoivent nulle part le cerveau du monde.

SAINTE-BEUVE.

— Épigraphe d'un traité d'accouchement :

Où le père a passé, passera bien l'enfant.

— Le devoir du médecin est de guérir d'une manière sûre, prompte et agréable (*tutò, citò et jucondè*).

ASCLÉPIADE.

— Pensée d'un malade : Les maladies qui courent devraient être celles qu'on n'attrape jamais.   Dr SIMPLICE.

— La confiance du malade en son médecin opère souvent autant que la médecine.

AVICENNE.

— Les femmes docteurs ne sont pas de mon goût.   MOLIÈRE.

— La vie est courte, l'art est long, l'occasion est prompte à s'échapper, l'expérience est trompeuse et le jugement difficile. Ce n'est pas assez que le médecin fasse son devoir, il faut qu'il soit secondé des malades, des assistants et des choses externes.

HIPPOCRATE.

— Le fruit préféré des sages-femmes, c'est le melon, parce qu'il est toujours en couches.

— Les hémorrhoïdes sont les soupapes de sûreté de la santé.

— Quand on a la rage, on doit éprouver un mal de chien.

— Pendant la moitié de notre vie, nous dépensons la santé pour avoir la fortune. Pendant l'autre moitié nous dépensons la fortune pour avoir la santé ; et cependant santé passe fortune.

— Le mal vénérien ressemble aux beaux-arts, on ne sait point qui en fut l'inventeur.

VOLTAIRE.

— Dans le mot *cœur* on trouve, en déplaçant les lettres, le mot *ecrou*. DESCHANEL.

Le temps est médecin d'heureuse expérience :
Son remède est tardif, mais il est bien certain.

MALHERBE.

— Le sommeil du médecin est le seul qu'on ne respecte pas.

Dr FORGET.

— On demandait à Diogène à quelle heure il faut dîner : « Si tu es riche, répondit-il, dîne quand tu voudras ; si tu es pauvre, quand tu pourras. »

— La vie est un chemin de fer ; les années en sont les stations ; la mort, la gare d'arrivée, et les médecins... les chauffeurs.

(Le Figaro.)

— Delpech n'admet l'allaitement artificiel que pratiqué au sein... de la famille.

*
**

SONNET MÉDICAL

—

DERMATOLOGIE

Sous les rideaux discrets, au fond du vieil hospice,
Les sylphes de Saint-Louis, chantés par Fracastor,
Donnent à leurs amants, qui sommeillent encor,
Des baisers dont la trace est une cicatrice.

La rougissante Acné, l'agaçante Eczéma,
Chéloïs au front pur, Syphilis au cœur tendre,
Purpura, Sycosis, Éphélis, Ecthyma
Sur la peau des mortels préférés vont s'étendre.

Le jour luit. Une horde envahit les dortoirs,
Portant tabliers blancs avec paletots noirs :
Ce sont les ennemis des virus et des lymphes.

Ils vont, et devant eux marche le professeur,
Comme un faune jaloux qui s'avance, grondeur,
Pour troubler vos ébats amoureux, belles nymphes.

Dr G. C.

UN MARIAGE A L'HUILE DE RICIN

—

Miss C... avait deux millions de dot. Elle avait été demandée en mariage par un riche pair d'Angleterre, par un manufacturier, par un avocat. Tous les prétendants avaient été repoussés.

La jeune miss avait déclaré ne vouloir se marier que selon son cœur. Elle ne se doutait guère qu'elle se marierait par hasard, et quel hasard ! (Muse des chroniqueurs donne à ma plume cette réserve qui permet de tout dire sans offenser les oreilles susceptibles !) La jeune miss eut un jour un petit mal de gorge; le médecin de la famille ordonne l'huile de ricin. L'huile fait son effet, un effet très fréquent. Dans un mouvement de vivacité, la jeune malade s'assied de travers sur cet objet domestique que le Jardin des racines grecques définit ainsi :

Amis, pot qu'en chambre on demande.

(Pardon de ma citation, mais nous avons tous appris cela au collège.)

L'*amis*, brusqué, penche du côté gauche. Un mouvement de la demoiselle essaie de le ramener à droite, mais le mouvement est trop prononcé, et l'*amis*, au lieu de reprendre son équilibre, le perd tout à fait, tombe, se fracasse et blesse cruellement celle qu'il était appelé à soulager. (Ah! les *amis*, on les reconnaît bien là. Sont-ils assez perfides!) Cris de la blessée. On accourt. La mère apprend que le fer, — c'est la porcelaine que je veux dire, — est resté dans la blessure.

— Vite, s'écria milady, qu'on aille chercher notre médecin.

— Non, pas celui-là, murmura la malade. J'en veux un autre.

— Pourquoi pas celui-là? Il est depuis vingt ans le médecin de la famille.

— Je le sais, je n'en veux pas ; il est marié.

— Eh bien?

— Un seul homme au monde pourra voir ma blessure, et il faut que cet homme soit mon mari !

— Mais tu es folle.

— Folle ou non, je suis bien résolue, et ne laisserai pénétrer dans cette chambre qu'un médecin pouvant devenir mon mari.

Que faire? L'enfant était une enfant gâtée. Le père, un gros banquier très méticuleux en affaires, se résigne : il part et s'en va chercher, à la grâce de Dieu, un médecin pouvant devenir son gendre. Et il n'y avait pas de temps à perdre. L'enfant pleurait à chaudes larmes. Le père se hâte et va chez tous les médecins dont on lui donne les adresses. Sa première question est celle-ci : Le docteur est-il marié? Six l'étaient. Le septième était célibataire, mais il avait soixante ans. Le huitième, célibataire aussi, était bossu, etc., etc. Enfin le treizième (*numero Deus impari gaudet*), le treizième, avait trente ans, n'était ni borgne, ni bossu, ni boiteux. On lui explique l'opération et on lui en développe les conséquences.

Il ne connaissait pas la jeune personne, mais c'était un brave docteur. D'ailleurs, la dot est si belle! Il accepte. Il part. L'opération est faite, bien faite, sans que le médecin ait vu le visage de la malade, sans que la malade ait vu le visage du médecin.

Quelques mois plus tard, le mariage avait lieu.

— Eh bien! va demander le lecteur, ce mariage a-t-il été heureux?

— Je l'ignore. Ce que je puis dire, c'est que l'anecdote parfaitement véridique que je viens de vous conter se passait en 1846, et qu'aujourd'hui le docteur a treize enfants. Encore le nombre treize.

Or, si on en croit les contes de fées, avoir beaucoup d'enfants est le signe du bonheur parfait.

(L'Indépendance belge.)

*
* *

QUI CREPITAT VIVIT

—

M. le professeur Depaul rappelle, dans une de ses cliniques, certains mots qui lui échappèrent un jour, à son vif regret, alors qu'il examinait une pauvre femme qui lui paraissait avoir succombé depuis quelques instants aux suites d'une hémorrhagie considérable : « Me retournant, dit-il, vers les personnes qui m'entouraient, je leur dis : « Cette femme est morte; » mais celle-ci à ces mots me répondait, à ma grande stupéfaction, d'une voix faible : « Pas encore. » La pauvre femme, en effet, était si peu morte, malgré toutes les apparences, que trois semaines plus tard elle quittait la Clinique, parfaitement guérie.

Le « Pas encore » de cette femme correspond assez bien à ce qui arriva à Récamier un jour qu'il était appelé par un de ses confrères auprès d'un homme du monde atteint de la fièvre typhoïde. Récamier se plaignait d'avoir été mandé trop tard, disant que le malade lui paraissait devoir succomber dans la soirée; mais

ce dernier, en l'entendant, se laissa aller à
émettre certain bruit par les voies inférieures,
qu'il accompagna des mots : *Qui crepitat vivit.*
Et de fait, non seulement il ne mourut pas de
la fièvre typhoïde, mais cet homme vit encore
aujourd'hui.   (*Le Siècle médical.*)

LA SOCIÉTÉ ANATOMIQUE

CHANSON ANATOMICO-BACHIQUE

Il est un Temple, à bon droit, qu'on renomme,
Où l'initié, l'œil sans cesse aux aguets,
Sur maint débris, qui fut hier *un homme*,
Vient de la Mort exhumer les secrets !...

REFRAIN

Mais aujourd'hui, c'est un jour d'allégresse,
Narguons ici les maux du genre humain !
Fêtons Bacchus et sa joyeuse ivresse !
Et la science aura son tour demain.

Anatomie y voit son sanctuaire
A jour néfaste ouvert, le vendredi ;
Là, maint docteur, sous un pli de suaire,
Porte *un morceau*,... parfois déjà pourri !...

Mais aujourd'hui, etc.

C'est un cerveau qui, de l'intelligence
Noble palais alors qu'il était sain,
Tout ramolli, n'eut plus que la démence
Pour locataire, au jour de son déclin !...

Mais aujourd'hui, etc.

Là, c'est un cœur dont la fibre élastique
En os, en pierre, enfin se transforma !
Et, pour certain, en sa phase lithique,
Resta *cœur dur* même alors qu'il aima !...

Mais aujourd'hui, etc.

Cet estomac, vivante gibecière,
Dieu du gourmand, s'il digère à loisir,
Doublé, farci de squirrheuse matière,
Jusqu'au trépas ne sait plus que vomir !...

Mais aujourd'hui, etc.

C'est un phallus, prolifique appendice,
Source de vie, insidieux ressort,
Qui, tourmenté d'un *secret maléfice*,
Se gangréna dans un suprême effort !...

Mais aujourd'hui, etc.

Le sexe aussi n'a-t-il point ses alarmes ?
Que d'utérus, doux berceaux des humains,
De deux beaux yeux ont fait couler les larmes,
Et du bonheur enrayé les chemins !...

Mais aujourd'hui, etc.

L'affreux cancer en fait son domicile !
Polype y loge, et le plaisir s'enfuit !...
Faut-il, hélas ! que si charmant asile
Soit par tel hôte habité jour et nuit !...

Mais aujourd'hui, c'est un jour d'allégresse,
Narguons ici les maux du genre humain !
Fêtons Bacchus et sa joyeuse ivresse...
Et le cadavre aura son tour demain !...

Dr E. FORGET.

.*.

NOUVELLES A LA MAIN

—

On demande à un médecin examinateur de la Faculté comment il se faisait qu'il reçût pas mal d'ignorants parmi les jeunes docteurs.

— Tiens! répond l'homme de science, c'est ceux-là qui, plus tard, nous appellent en consultation!

.

On connaît la légende du médecin qui, rencontrant un client dans la rue, et le saluant de cette formule banale : « Bonjour! ça va bien? » inscrivait sur son carnet :

« Vu un tel : une consultation, 3 fr. »

En regard de cette légende, on peut mettre le procédé de ces malades parcimonieux qui cherchent à se rencontrer au café avec un médecin de leur connaissance, pour se ménager, sans en avoir l'air, une petite consultation.

Hier, dans un café du boulevard, un de ces... braconniers de la consultation racontait au docteur T... qu'il éprouvait depuis quelques jours certains malaises, des oppressions par ci, des douleurs par là...

— Que faut-il faire pour cela? finit-il par demander insidieusement.

— Il n'y a qu'une chose à faire, répondit le docteur, une chose bien simple.

— Ah!... et c'est?...

— C'est d'aller consulter un médecin.

(L'Hygiène pour tous.)

* *

Réponse d'un paysan à un médecin : « Ah ! vous savez, nous autres pauvres gens, nous mourons nous-mêmes. »

* *

A un repas de noce, au dessert.

Chaque invité a donné un échantillon de ses petits talents. On a chanté l'air : *O mon Fernand !* puis les *Cloches de Corneville ;* on a imité Lassouche et le petit chien qui a la patte écrasée, etc.

— Au docteur ! c'est au tour du docteur ! crie-t-on de toutes parts ; que le docteur nous fasse quelque chose !

— Quelque chose, quelque chose, hurle-t-on...

— Eh bien ! je m'exécute, je vais tâter le pouls à tout le monde, et j'ausculterai la mariée !

(Le Voltaire.)

* *

C'était aux grands jours d'*Henri III.* Un jour

que Mlle Mars recevait chez elle, Dumas lui porte la brochure du drame coquettement reliée en satin.

Un vieux médecin quelque peu naïf qui se trouvait là lui dit sans la moindre malice :

— Vous faites donc des tragédies, jeune homme?

— Oui, monsieur, comme vous, répondit Dumas. Seulement, les vôtres, vous les faites relier en *sapin*.

* * *

Belle-maman, un peu souffrante, a fait venir le médecin.

Après avoir tâté le pouls :

— Ouvrez la bouche, lui dit le docteur. Oh! la mauvaise langue!

Le gendre, bas au médecin :

— Ça, ça ne prouverait pas qu'elle fût malade !

(Le Figaro.)

* * *

Un chirurgien demande 100 francs par nuit passée au chevet d'un malade riche, et celui-ci, guéri, refuse les honoraires. Procès. Les trois experts nommés par le tribunal pour apprécier la note passent une demi-heure à cette besogne, et, tout en trouvant que 100 francs sont beaucoup pour une nuit, ils réclament chacun 200 francs d'honoraires : total 600 francs, *que le chirurgien paiera.*

*
* *

LA VACCINATION ANIMALE

—

Des lourds brouillards de la routine
Se dégageant tant bien que mal,
L'aurore de la vaccine
Retourne à son type animal ;
Depaul d'un vif éclat rayonne ;
Son œil ardent lance l'éclair ;
Et son frontal ceint la couronne
Qui voilait le front de Jenner.

Malgré mainte et mainte rengaine,
En dépit du doyen Tardieu,
La méthode napolitaine
Va faire miracle en tout lieu ;
De Lyon la docte Gazette,
Exterminant la syphilis,
Pour unique vaccin décrète
La pustule du bœuf *à pis*.

Ainsi donc plus de dispensaires,
Plus de comités, de bureaux,
Nous n'aurons pour vaccinifères
Que la femelle des taureaux ;
Plus de médailles, qu'aux Saints-Pères
On décerne à tant de docteurs ;
Désormais bergers et vachères
Seront nos seuls vaccinateurs.

Voyez du fond des écuries
Ces illustres palefreniers
Traiter hardiment d'utopies
Les travaux de leurs devanciers ;

Sur les trayons d'une génisse
Le fruit sec ayant nom *Lanoix*
A Lyon construit l'édifice
Qu'a rêvé le jeune Viennois.

Sous le beau ciel de l'Italie
Devait naître ce progrès-là,
Dénoûment de la comédie
Dont le prologue est : *Rivalta* ;
Nos bambins, faut-il qu'on le sache ?
Soumis au procédé nouveau,
Devront au vaccin de la vache
La fraîcheur et le teint du veau.

Par ces mesures tutélaires
C'en est fait d'un affreux virus,
Plus d'accidents héréditaires,
Plus d'arrière-traits de Vénus ;
L'homme-enfant, frais comme la rose,
Dans sa fleur s'épanouira.
Et si plus tard survient... la chose,
C'est qu'alors sa dent y mordra.

Voulez-vous savoir l'horoscope
De ce fantôme vaccinal,
Qui, bruyant, fait son tour d'Europe
Aux sifflets du corps médical ?
Palasciano le faux prophète
Fait rire partout aux éclats,
Et plus que jamais la lancette
Fonctionne de bras à bras.

J. VENOT.

*
* *

QUELQUES COMBLES

—

— *Le comble de la rancune pour un médecin :*

Mépriser le cresson de fontaine, parce qu'il est la santé du corps.

— *Le comble de la prudence pour un vigneron :* Faire vacciner ses vignes, pour qu'elles ne soient pas grêlées.

— *Le comble de l'embarras pour un nouveau-né :* Ne pas savoir à quel sein se vouer.

— *Le comble de l'amour de l'art pour un médecin :* Purger ses hypothèques.

— *Le comble de l'innocence :* Un nouveau-né qui rougit en prenant pour la première fois le sein de sa nourrice.

— *Le comble de l'art dentaire :* Poser un râtelier à une bouche de chaleur.

*
* *

LE CŒUR DU ROI-SOLEIL

—

D'après M. Labouchère, le cœur de Louis XIV serait en Angleterre, à Westminster Abbaye.

Voici comment :

Le cœur du monarque, ayant été transporté en Angleterre, fut montré au feu docteur Buckland. L'organe royal avait l'aspect vulgaire d'un petit morceau de cuir desséché.

Le professeur l'examina attentivement, le flaira, puis même le mit entre ses dents, et enfin *(horresco referens)* il... l'avala !

Malgré cet épouvantable sacrilège, les restes du docteur Buckland reposent à l'abbaye de Westminster, et par conséquent le cœur de Louis XIV y est aussi.

*
* *

AVIS D'UN VIEUX PRATICIEN GENEVOIS

A SON JEUNE CONFRÈRE

—

— Vous voulez, dites-vous, pratiquer à Genève,
Mais, savez-vous, mon cher, ce qu'il y faut savoir ?
Vous fûtes, à Paris, un excellent élève,
Travailleur assidu, de vos maîtres l'espoir ;
Vous avez fréquenté les cours, l'amphithéâtre,
Les hôpitaux ; on ne vous voyait pas
Courir les bals, le jeu, les cafés, le théâtre.

Votre savoir, mûri par un long internat,
Reçut le complément de science étrangère
Que purent vous donner Berlin et l'Angleterre.
Vous savez l'allemand, l'italien, l'anglais ;
Même vous connaissez cette nomenclature
Qu'un orgueilleux auteur, ennemi du français,
En torturant le grec, a su rendre si dure ;
Mais vous ne savez pas parler le genevois.
Comment comprendrez-vous ce mélange barbare
De français, de latin, de grec et de patois,
Du langage savant dérivé si bizarre ?

Le bon sens, il est vrai, parfois vous guidera ;
Vous n'hésiterez pas quand une bonne femme

Viendra vous demander du *sirop magistrame*,
De l'*huile de Russin* (1), ou bien un *cataplame*.
Vous comprendrez encore : *charpi, digession,*
Valérienne, éreins (2), *melize, sinapisse,*
Purge, saigne, opiniâtre, arteuils, ostruction (3),
Elixir et *polmons, alphes* (4) et *rhumatisse ;*
Mais qui vous traduira : *dairde, orbet, gachillon* (5),
Cassin, érinière, ourles et *bourillon* (6) ?
Pourrez-vous deviner que l'emplâtre oxycroce
A pris en genevois le nom de *cire crosse ?*

Écoutez ce récit ; il s'agit d'un enfant
Petit, maigre, chétif et dont l'aspect attriste :
— Monsieur, c'est mon garçon qui s'en va *crevotant ;*
Il a toujours été *femmelin, maladiste ;*
Son sommeil est mauvais à cause du *malet ;*
Il a beaucoup d'humeurs, et du *cra* (7) plein la tête ;
J'ai bien peur que *ça soye* une croûte de lait.
Il est *gringe* et pâlot ; dans son lit il s'entète
A rester *d'à bouchon* (8) ; ou bien, s'il veut marcher,
Il est tout *brelanchant* et s'en va de *bisingue* (9).
Le moindre courant d'air suffit pour l'*enroucher* (10),
En sorte que toujours il faut qu'on le *potringue.*

Il est tout *achati* (11) ; son sang est *venimeux* ; [(13)],
C'est toujours des *mals blancs,* des *dairdes,* des *bouchères*
Des *flemmes* dans le cou, de la *piquairne* (13) aux yeux.
Tant qu'à ses dents, il vient de mettre les dernières,

(1) Ricin.
(2) Reins.
(3) Opiat, orteils, obstruction.
(4) Aphthes.
(5) Dartre, orgelet, diachylum.
(6) Ecchymose, lombago, oreillons, nombril.
(7) Pellicules.
(8) Couché sur le ventre.
(9) De travers.
(10) Enrouer.
(11) Accablé.
(12) Herpès labialis.
(13) Croûtes ciliaires.

Mais il faudrait déjà toutes les arracher.
Depuis l'hiver passé, il *rancole* et *toussille* (1),
Enfin le pauvre enfant, hier, pour s'achever,
En tombant de son lit, s'est *déboité la grille* (2).
J'en ai bien soin, pourtant, et je lui donne à boire
Des tisanes, du vin, — pas de lait, c'est *bileux !*
J'ai posé sur sa *nique* un grand *évicatoire* (3)
Et l'ai *médeciné* (4) que c'en est ruineux.

Une autre vous dira : — Monsieur, je vous en prie,
Venez voir mon mari, je crois qu'il va mourir ;
Il est tout *oppilé* et *le cœur lui varie* (5) ;
La nuit il *ronchemèle* et ne fait que *toussir* (6) ;
La bile sur ses nerfs est toute répandue (sic) ;
Et dès qu'il a mangé, il faut qu'il *contribue* (7) ;
Il est *enfle* partout, il ne peut *pancher l'eau*
Que quand il boit des *grus* avec un *jair de veau* (8) ;
Il *s'ennoue* (9) sans cesse, et tout ce qu'il avale
Gargote dans son cou, depuis deux ou trois jours.

Le malade souvent dit son opinion
Sur le mal qu'il ressent et sur sa cause occulte.
Écoutez ce discours plein de prétention :
— C'est moi, docteur, qui viens chercher une *consulte*
A votre bon secours. Tout mon tempérament
Est vétilleux, pensif, bileux et sanguinaire.
Je sue et puis j'ai froid dans le même moment !
J'en suis sûre, docteur, j'ai le *ver salutaire.*
Pour un rien j'ai le sang en *ébollution* ;
La nuit je ne dors pas, je tousse *sans arrête.*
On m'a déjà donné certaine *portion*

(1) Accès de ronchus trachéal.
(2) Luxé la cheville.
(3) Nuque, vésicatoire.
(4) Purgé.
(5) Constipé, avoir des nausées, ou plutôt des défaillances.
(6) Ronchus trachéal.
(7) Vomir.
(8) Jarret de veau.
(9) S'engouer.

Il est *enveloppé* (1) et sommeille toujours.
Tout son mal est venu d'un *rhumatisse mâle*.
Que c'était soi-disant pour me *purger la tête*.
On croyait que c'était un vieux *dépôt de lait*,
Parce que tous les soirs j'avais la *nervegie* (2).
Mais monsieur le docteur voit bien qu'on se trompait
Et qu'on n'a pas du tout *connu la maladie*.

Vous êtes étourdi de ce vocabulaire !
Mais ce n'est rien encore ; il faut, mon cher confrère,
Que vous connaissiez certaine expression
Dont le sens élastique à tout paraît s'étendre :
Quand un malade a dit : — C'est l'*enflammation*, —
Il croit avoir tout dit, c'est à vous de comprendre.
Ne lui demandez pas, par là, ce qu'il entend,
Sa confiance en vous s'affaiblirait d'autant.

— C'est une *irruption* ou bien un *feu de ventre* (3),
Ce sont des *boyaux cuits*, — C'est une *cuison entre*
Le ventre et l'estomac. — Ici c'est une *atoux*,
Là c'est un ventre *gonfle*. — Un homme prendra peine
A vous développer comment sa *gargataine* (4)
Chaque fois qu'il a bu lui descend dans le cou.
— Sa femme vous dira qu'ayant *ses maladies* (5),
Ses pauvres *estomacs* (6) se sont tout aplaties !
Si, plus tard, le succès, couronnant vos efforts,
De nos riches salons vous ouvre les abords,
Les mots auront changé, mais non pas les idées ;
Vous les reconnaîtrez, quoique mieux esprimées.
Mais j'en ai dit assez, trop peut-être pour vous.
Excusez mon babil et qu'il reste entre nous.

(1) Comateux.
(2) Névralgie.
(3) Éruption, flux de ventre.
(4) Pharynx ou luette.
(5) Menstrues.
(6) Seins.

(Gazette des Hôpitaux.)

*
* *

RICORDIANA

—

A une séance de l'Académie de médecine, pendant que Depaul lisait un rapport sur le lait artificiel de Liebig, Ricord, occupant le fauteuil présidentiel, improvisa le quatrain suivant :

De son lait Liebig veut nourrir notre enfance,
Il prétend réussir chez les jeunes Teutons ;
Mais Depaul nous apprend que nos enfants de France
Se trouvent beaucoup mieux du bon lait des *tétons !*

*
* *

Deux praticiens se disputaient sur les avantages de l'application du thermomètre ; l'un tenait pour l'aisselle, l'autre pour le rectum. Ricord interrogé comme arbitre répondit :

— En le mettant dans le rectum vous avez raison tous les deux, puisque le thermomètre est dans *les selles.*

*
* *

Ricord dînait, en compagnie de plusieurs confrères, chez un de ses amis, le Dr X, ayant la même spécialité que le maître. Au milieu du repas, la conversation tomba sur une opération fort délicate que nos deux syphiliographes avaient faite le matin même, et qui avait parfaitement réussi : il s'agissait de l'amputation de la v…. chez une victime de Vénus.

— Comme il a dû souffrir, s'exclama la dame de la maison, quand on est arrivé à l'os !

A ces mots, tous les invités se levèrent comme un seul homme, et serrèrent la main de l'amphitryon, le Dr X, en le félicitant chaudement de sa vigueur exceptionnelle.

*
* *

Ricord guérit un jour un enfant de Marseille.
Son ami, Parisien, lui racontait tout bas :
— De Mercure j'ai bu la petite bouteille ;
Un thermomètre, hélas ! ne me suffirait pas…
—Z'en ai bu plus que toi peut-être ; au moins deux litres,
 Dit le Marseillais crânement.
Quand z'entre par hasard dans un appartement,
Rien qu'en soufflant dessus, moi, z'étame les vitres !…

*
* *

Un ecclésiastique se présente un jour chez Ricord pour un accident survenu en certain endroit de sa personne.

— J'attribue, dit-il, cette écorchure au frottement insolite de ma soutane durant des marches forcées.

Au premier coup d'œil, Ricord reconnaît la nature syphilitique de l'excoriation :

— C'est votre soutane, dites-vous, qui vous a f…. cette affaire-là ?

— Parfaitement, c'est ma conviction, monsieur le docteur.

— Eh bien ! vous direz à votre soutane, de ma part, qu'elle est une sacrée p.....; vous avez la vérole !

***

LE SECRET DE BÉBÉ

—

CHANSON

Je connais depuis l'automne
Un bébé des plus charmants,
Dont la sœur, pauvre mignonne,
Est poitrinaire à quinze ans,
Quand je vis la blonde tête
De ce gracieux lutin,
Il parcourait en cachette
Les sentiers d'un grand jardin.

Ses menottes potelées
Tenaient un fil qu'il roulait
Autour des branches fanées
Que parfois il atteignait.
« Que fais-tu là, petit homme ? »
L'enfant surpris me toisa,
Puis, souriant, voici comme
A voix basse il me parla :

« Tu me plais, je vais te dire
Quel est mon secret à moi,
Si tu me promets sans rire
De bien le garder pour toi,
Et d'abord je dois t'apprendre
Que je m'appelle Bébé,
Que j'ai, ça va te surprendre,
Mes cinq ans, depuis l'été.

« Pour jouer à la cachette,
Je suis tout seul à présent,
Car bien malade est sœurette,
Et le docteur vient souvent.
Ce docteur est très sévère,
Mais ne paraît pas méchant;
Cependant petite mère
Toujours pleure en l'écoutant.

« Aussi j'ai voulu connaître
Ce qui la faisait pleurer,
J'étais curieux; peut-être,
Monsieur, tu vas me gronder.
Sous un meuble, avec mystère,
Hier je me suis caché...
Le docteur causait à mère,
De là, j'ai tout écouté.

Il disait : « Voyez par terre,
Combien de feuilles déjà ;
Quand tombera la dernière,
La chère enfant s'en ira !! »
Voilà pourquoi je rattache
Les feuilles qui vont tomber ;
Mais c'est une grande tâche ;
Dis, Monsieur, veux-tu m'aider ?

PROVANSAL.

*
* *

MADAME GRIBOUILLE

—

Je fus appelé, il y a quelques jours, pour donner des soins à un jeune enfant volontaire et gâté, atteint d'une maladie grave.

J'ordonnai une potion sur laquelle je fondais un légitime espoir.

Le lendemain, je trouvai la potion intacte et l'enfant plus malade.

— Pourquoi n'avez-vous pas fait prendre à l'enfant le médicament que j'ai prescrit?

— Il n'en a pas voulu, répondit la mère désolée.

— Votre faiblesse aura un triste résultat.

— Comment! c'est aussi grave? Il le prendra, Monsieur, je vous en réponds, *je l'assommerai plutôt*.

*
* *

LA MANIE OPÉRATOIRE

—

Le docteur X..., chirurgien d'une grande habileté manuelle, mais se laissant trop souvent absorber par les opérations qu'il exécutait, eut, un jour, dans son service d'hôpital, un malade affecté de rétention d'urine. Après une tentative infructueuse de cathétérisme, le docteur X... se décide à faire la ponction sus-pubienne ; il prend le trocart, le balance au-dessus de l'abdomen, lorsque le malade s'écrie : « Monsieur, j'urine! » Et en effet, le liquide s'échappe goutte à goutte par le méat urinaire. « Serrez la v....! » s'écrie le chirurgien, en enfonçant le trocart dans la région hypogastrique.

THÉRAPEUTIQUE INFANTILE

—

Cueilli dans un prospectus relatif à l'emploi d'un biberon nouveau modèle, dont l'inventeur espère d'excellents résultats :

« ... Lorsque l'enfant a fini de téter, il faut le dévisser soigneusement et le mettre dans un endroit frais, par exemple sous une fontaine. »

LES PRÉSENTS D'ARTAXERCÈS

—

Un malade dont Lisfranc explorait le rectum lui lâcha tout le contenu liquide dans la main. — Gardez vos cadeaux, lui dit le chirurgien de la Pitié, en lui appliquant la main sur la figure, nous vous les rendons.

UN FIN MATOIS

—

La femme d'un paysan normand tombe dangereusement malade. Un docteur est appelé; il interroge, examine, et, tout en causant, laisse

pressentir la crainte de ne pas être convenablement rémunéré de ses soins.

— Monsieur, dit le mari, j'ai là cinq louis, et
que vous tuiez ou guérissiez la chère femme, le
magot est à vous.

La malade mourut.

Au bout de quelque temps, le médecin se
présente pour réclamer les cent francs.

— Docteur, dit le pauvre affligé, me voilà
tout prêt à tenir ma promesse. Permettez-moi
seulement deux petites questions : Avez-vous *tué*
ma femme?

— Tué! comment! tué! assurément non.

— Tant mieux. L'avez-vous *guérie?*

— Non, hélas!

— Eh bien, si, comme vous en convenez,
vous ne l'avez ni tuée ni guérie, vous êtes hors
des termes de nos conventions et n'avez légale-
ment rien à me demander.

**

MON CANAL

—

Air : *Ah! ne l'écoutez pas mam'zelle.*

Pour se faire un sort en ce monde,
L'un court sur le chemin de fer,
L'autre de la machine ronde
Franchit l'espace sur la mer.

Par la vapeur sur la rivière,
Celui-ci vogue bien ou mal,
Je fais doucement mon affaire
Par le canal, par le canal.

Le canal, mon petit domaine,
Ce présent qu'à tous Dieu nous fit,
Appartient à l'espèce humaine,
Mais je l'exploite à mon profit.
Par un de ces effets bizarres,
Alors que ça va le plus mal,
Lorsque les eaux sont les plus rares,
Mieux pour moi coule le canal.

L'eau, dont le cours est faible et vague,
S'arrête devant un gravier ;
Ou par la sonde ou par la drague
Je sais bientôt le balayer.
Débarrassé de toute entrave,
Je vois, c'est fort original,
Tomber du bon vin dans ma cave,
Par le canal, par le canal.

Avec le meunier du village,
Quand l'eau tombe bien au moulin,
Je puis répéter son adage :
Que l'eau me fait boire du vin.
En élargissant la rigole,
En frayant à l'eau son chenal,
J'amène chez moi le Pactole
Par le canal, par le canal.

Dr René Morel.

*
* *

VIEILLERIES

—

L'archevêque de Paris Christophe de Beaumont fut taillé de la pierre sur la fin de sa vie. Le fameux frère Cosme, chargé de cette opération, eut un plein succès. Les Parisiens, qui n'ont jamais pu résister à un bon mot, firent courir le bruit que le prélat refusait de payer son chirurgien, sous le prétexte que le clergé était exempt de payer la taille.

*
* *

On lisait à Paris en 1811 une enseigne ainsi conçue : B...., *chirurgien-accoucheur de la grande armée.*

Et sur une autre, dans la rue Chartière, près du Collège de France, on lisait sur la porte d'une maîtresse d'école qui venait de déménager : *Madame Prudent est maintenant enceinte du Panthéon.*

*
* *

Le magnétisme est aux abois :
La Faculté, l'Académie,
L'ont condamné tout d'une voix,
Et l'ont couvert d'ignominie,
Après ce jugement bien sage et bien légal,
Si quelque esprit original
Professe encore en son délire,
Il sera permis de lui dire :
Crois au magnétisme,... animal !

*
* *

Un médecin qui demeurait dans le quartier du Palais-Royal disait un jour : « Je suis harassé ; je viens de voir un malade au bout du faubourg Saint-Antoine ; un autre près de Vaugirard, et un troisième à la barrière du Roule. — Mais, lui répondit-on, docteur, à voir comme vous parcourez Paris, tous vos malades sont donc à l'extrémité ?

****

Une femme dont le mari venait de tomber en apoplexie courut vite chercher un médecin et lui dit : « Monsieur, mon mari est en *sicope*. — Qu'appelez-vous en *sicope* ? Dites donc en *syncope*. — En *cinq copes*, si vous voulez. Dans l'état où il est, ce n'est pas une *cope* de plus ou de moins... »

****

Le médecin Colladon, voyant le père de Tronchin prier Dieu plus dévotement qu'à l'ordinaire, lui dit : « Monsieur, vous allez faire banqueroute, payez-moi. »

****

Un médecin, ayant écrit une ordonnance, la donna au malade en disant :

— Voilà ce que vous avalerez demain matin.

Le malade prit la phrase du médecin au pied de la lettre, avala l'ordonnance et... guérit.

* * *

Calino disait qu'il n'avait pas de confiance dans la vaccine. « A quoi sert-elle? ajouta-t-il; je connaissais un enfant, beau comme le jour, que sa famille avait fait vacciner… Eh bien! il est mort deux jours après. — Comment! deux jours après? — Oui… il est tombé du haut d'un arbre, et s'est tué raide… Faites donc vacciner vos enfants après cela! »

* * *

M. Dubreuil, pendant la maladie dont il mourut, disait à son ami, M. Pehmeja : « Mon ami, pourquoi tout ce monde dans ma chambre? Il ne devrait y avoir que toi : ma maladie est contagieuse. »

* * *

M. d'Aiguillon, dans le temps qu'il avait Mme Du Barry, prit ailleurs une galanterie : il se crut perdu, s'imaginant l'avoir donnée à la comtesse; heureusement il n'en était rien. Pendant le traitement, qui lui paraissait très long et qui l'obligeait de s'abstenir de Mme Du Barry, il disait au médecin : « Ceci me perdra, si vous ne me dépêchez. » Ce médecin était M. Busson, qui l'avait guéri, en Bretagne, d'une maladie mortelle et dont les médecins avaient désespéré. Le souvenir de ce mauvais service rendu à la province avait fait ôter à M. Busson toutes ses places, après la ruine du duc d'Aiguillon. Celui-ci, devenu ministre, fut très longtemps sans rien faire pour M. Busson, qui, en voyant la manière dont le duc en usait avec Linguet, disait : « M. d'Aiguillon ne néglige rien, hors ceux qui lui ont sauvé l'honneur et la vie. »

***

Le célèbre médecin Dumoulin, étant à l'agonie, reçut la visite de plusieurs de ses collègues qui lui exprimaient la douleur qu'ils éprouvaient ; il leur dit :

— Messieurs, ne vous désolez pas, je laisse après moi trois grands médecins. Chacun d'eux pensant être un des trois, demandait leurs noms ; le savant médecin répondit :

— L'eau, l'exercice et la diète.

***

En sortant de chez un malade, le docteur X... rencontra un paveur de rues qui mettait de la terre entre des pavés mal joints. Le docteur lui dit :

— Que fais-tu là, Joseph? tu caches les défauts de ton travail?

— Je fais comme vous, docteur, je cache mes bévues avec de la terre.

*
* *

Un personnage malade de la pierre consultait, il n'y a pas longtemps, son médecin sur le régime à suivre.

— Abstenez-vous de viande, répétait celui-ci. La viande est une matière azotée qui produit l'acide urique. Ne buvez pas de vin. Le vin présente les mêmes inconvénients. Mangez des légumes, des végétaux.... pas d'oseille, par exemple ! L'oseille produit un acide également fort dangereux.

— Mais, docteur, fait le malade en se ravisant, comment se fait-il que des animaux, soumis, leur vie durant, au régime végétal, aient aussi la pierre ? Je puis vous en parler, j'ai eu à moi une vache qui en est morte.

— Le fait n'a rien de surprenant, dit l'Hippocrate après avoir réfléchi, cette bête a, probablement, mangé trop d'oseille.

*
* *

Mme d'Esclignac était très vaporeuse et se croyait toujours malade. Son médecin, le docteur Bouvart, lui avait prescrit un régime bien facile. Il s'agissait de boire tous les jours, à son lever, un verre d'eau fraîche ; de prendre, une demi-heure plus tard, une tasse de chocolat, et, immédiatement après, un autre verre d'eau. Un matin, elle ne pensa pas à la pre-

mière partie de l'ordonnance, et sa distraction
dura jusqu'à ce qu'elle eût pris son chocolat et
le verre d'eau qui devait le suivre. Tout à coup,
elle s'aperçut de son oubli, et fut dans le plus
grand désespoir. Son médecin est appelé; il la
trouve dans une agitation telle qu'elle lui avait
donné un mouvement de fièvre. Il la questionne :
elle lui fait part de son inquiétude, du motif
qui la causait, et il s'aperçoit qu'en effet c'est
le premier et l'unique motif de sa situation.
« Vous avez eu raison de m'appeler, lui dit-il,
le cas est grave; mais, heureusement, il est encore temps d'y remédier. J'ai voulu que, pour
ne pas vous incommoder, votre chocolat se
trouvât entre deux eaux : prenez un lavement,
le même objet sera rempli. » Elle sentit la force
de ce raisonnement, se hâta d'exécuter l'ordonnance, et fut guérie.

* *

La veuve d'un paralytique,
Deux mois après qu'il eut fermé les yeux,
Malgré les mœurs et malgré la critique,
D'un autre hymen voulait former les nœuds.
Le magistrat qui reçut sa demande,
Scandalisé, lui dit : « Belle Normande,
« Quelle fureur ! apprenez que les lois
« Veulent au moins un délai de dix mois;
« Ainsi, calmez trop prompte fantaisie. »
La veuve alors, sans se déconcerter,
Lui répondit : « On pourrait bien compter
Les huit mois de paralysie. »

*
* *

— Ne trembles-tu pas de me saigner? disait
Condé à un chirurgien.

— Pardi, Monseigneur, c'est à vous de trembler.

*
* *

Le Médecin. — Ah! ah! Voilà du mieux,
et le pouls est excellent : vous avez, je le vois,
suivi mon ordonnance?

Le Malade. — Suivi! non pas, s'il vous
plaît; je me serais cassé le cou.

Le Médecin. — Que voulez-vous dire? Je
ne vous entends pas.

Le Malade. — Je veux dire que j'ai jeté
l'ordonnance par la fenêtre.

*
* *

Dans un cours d'histoire naturelle, le professeur fait cette question :

— Dans quelle classe mettez-vous les poules?
Un élève répond audacieusement :

— Parbleu! dans la classe des mammifères.

— Elles ont donc des mamelles?

— Sans doute, puisqu'on ordonne du lait de
poule.

*
* *

Un officier français, ayant reçu une balle dans

la cuisse, fut transporté chez lui, où les premiers
médecins furent appelés.

Pendant huit jours, ils ne firent que chercher
et sonder.

L'officier, qui souffrait beaucoup, leur demanda ce qu'ils cherchaient :

— Nous cherchons la balle qui vous a blessé.

— Cré nom!... s'écria l'officier; il fallait
donc me dire cela plus tôt : je l'ai dans ma
poche. »

*
* *

On appela à la cour le célèbre Levret, pour
accoucher la feue dauphine. M. le dauphin lui
dit : « Vous êtes bien content, monsieur Levret, d'accoucher madame la dauphine? cela va
vous faire de la réputation. — Si ma réputation n'était pas faite, dit tranquillement l'accoucheur, je ne serais pas ici. »

*
* *

On demandait à M. de Fontenelle mourant :
« Comment cela va-t-il? — Cela ne va pas,
dit-il; cela s'en va. »

*
* *

On reprochait à M. de C... d'être le médecin *Tant pis*. « Cela vient, répondit-il, de ce
que j'ai vu enterrer tous les malades des médecins *Tant mieux*. Au moins, si les miens

meurent, on n'a point à me reprocher d'être un
sot. »

*
* *

Un homme dont la santé s'était rétablie en
assez peu de temps, et à qui on en demandait la raison, répondit : « C'est que je compte
avec moi, au lieu qu'auparavant je comptais sur
moi. »

*
* *

— Je hais si fort le despotisme, disait M. V....,
que je ne puis souffrir le mot *ordonnance* du
médecin.

*
* *

On disait à Dulon, médecin mesmériste :
« Eh bien, M. de B... est mort, malgré la
promesse que vous aviez faite de le guérir.
— Vous avez, dit-il, été absent; vous n'avez pas
suivi les progrès de la cure, il est mort guéri. »

*
* *

Un médecin de village allait visiter un malade au village prochain. Il prit avec lui un
fusil pour chasser en chemin et se désennuyer.
Un paysan le rencontra, et lui demanda où il
allait. « Voir un malade. — Avez-vous peur de
le manquer? »

*
* *

SONNET MÉDICAL

—

LES ENGELURES

L'affreux petit collège où l'on dut m'interner
Ressemblait, en hiver, à ce cercle du Dante
Où dans la glace on voit les gens se démener.
L'économe était d'une avarice impudente.

Autour du poêle éteint, la classe grelottante
Passait, chaque matin, une heure à griffonner ;
Et tout le long du jour nous allions sillonner
Du fer de nos traineaux la neige éblouissante.

Sur nos doigts crevassés, sur nos mentons rougis,
L'engelure cuisante incrustait ses rubis,
Et nos orteils gonflés attestaient ses brûlures.

C'était dur ! Et pourtant j'aime ce souvenir.
Enfant, j'ignorais tout des soucis à venir...
O jeunesse, reviens ! Revenez, engelures !

Dr G. C.

*
* *

TRADUCTION LIBRE

—

On sait que les Docteurs-Médecins de la Faculté de Paris intercalent dans leur signature
les lettres : D. M. P.

Un mauvais plaisant a traduit cette indication
par : Dieu M'en Préserve (1).

*
* *

LE SOLEIL DE NICE

PAR UN MALADE GUÉRI ET RECONNAISSANT

—

Je te revois, ô ville où ma jeunesse,
Sous un beau ciel retrouva sa vigueur.
Crachant le sang, accablé de tristesse,
D'un long exil je craignais la rigueur.
Chagrins, souffrance, à ta tiède atmosphère,
En quelques jours ont pu s'évanouir,
Et j'ai guéri sous les yeux de ma mère !
A ce soleil tout se sent rajeunir.

Salut, ô Nice ! adorable contrée
Où sans hiver se suivent les saisons,
De fruits, de fleurs, ta couronne est parée,
Un chaud soleil dore tes horizons.
Sous nos climats, l'oranger à grand'peine
Voit tristement ses fleurs s'épanouir ;
Riche et superbe, il orne ton domaine.
A ton soleil tout se sent rajeunir.

O jeunes gens affaiblis avant l'âge,
Qui vous courbez sous le poids de vos maux,
Voici l'automne et déjà le feuillage
Jaunit sur l'arbre, attristant ses rameaux.
Venez ici ; l'air est doux, il caresse ;
Sous ses baisers vous allez refleurir,
Le ciel d'ici vaut celui de la Grèce ;
A ce soleil tout se sent rajeunir.

(1) Voir *La Médecine littéraire et anecdotique*, page 13.

Pauvre Mignon, qui pleurais ta patrie,
Le doux pays des citrons embaumés ;
Sous ses berceaux cette ville fleurie
T'aurait gardée en ses champs parfumés.
Oui, l'Allemagne en vain t'offrait des fêtes,
Avec terreur tu voyais l'avenir.
Ici pour toi, que de douces retraites !
A ce soleil tout se sent rajeunir.

Il faut te fuir, ô cité bienfaisante,
Pour regagner d'autres sols, d'autres cieux :
Mais qu'en partant ma voix reconnaissante
T'adresse au moins mes sincères adieux.
Et quand du temps l'implacable vitesse
M'avertira que mes jours vont finir,
Chez toi je veux abriter ma vieillesse,
Car ton soleil me fera rajeunir.

Dr E. TILLOT.

Nice, le 12 février 1854.

**

LE FROMAGE DE M. PAUL BERT

—

« Un dîner sans fromage, dit Brillat-Savarin, est une belle à qui il manque un œil. » La belle n'était pas borgne au dîner offert par M. Paul Bert, au mois de septembre 1879.

Quelques députés étaient réunis à la table de l'illustre physiologiste ; la chère était exquise et le régal allait finir, lorsque le maître de la maison servit lui-même un minuscule fromage, en le recommandant spécialement à l'attention des invités. Tous le trouvaient excellent, quand l'un d'eux demanda le nom de l'animal dont il provenait.

— Devinez, se contenta de répondre l'amphitryon.

— Ce fromage exquis, dit le questionneur, doit avoir été fait avec du lait de brebis. Le maître de la maison hocha la tête négativement.
— Avec du lait de chèvre, reprit un deuxième convive. Même négation. — Serait-ce avec du vulgaire lait de vache, alors ? hasarda un troisième. M. Paul Bert eut un sourire qui voulait dire : Cherchez mieux.

Les invités nommèrent successivement les femelles des animaux les plus surprenants. La classe entière des mammifères fut passée en revue sans avoir donné le mot de l'énigme. — Messieurs, dit alors gravement le médecin-député, le fromage que je vous ai servi a été fait avec du lait de femme !

A cette déclaration les mines s'allongèrent, au dire du journaliste lyonnais de qui nous tenons l'histoire caséeuse qui précède.

Qu'on me permette de le déclarer, avec la rude franchise d'un vieil... ennemi de tous les fromages, les grimaces des convives de M. Paul Bert m'étonnent profondément.

Ce n'est pas que je trouve qu'il faille encourager l'industrie naissante, créée par le successeur de Claude Bernard, ni que j'aie la moindre sympathie pour le commerce du lait de femme à la tasse, qui se fait sur quelques marchés d'Amérique. Il me paraît tout simplement étrange que des gens d'esprit, dînant chez un savant, n'aient pas compris la signification réelle du plat anormal qui leur était servi. A leur place, après avoir beurré mon pain d'un caséum venu des glandes mammaires d'une femme, j'aurais demandé à édulcorer mon café avec du sucre élaboré par le foie d'un homme glycogénique, et la physiologie expérimentale eût tout bonnement enregistré un essai de plus.

Dr F. BRÉMOND.

L'ABRICOT CONFIT

Dans un village de Bourgogne,
Grégoire, un jour, fameux buveur,
Au gosier sec, à rouge trogne,
Chez un sien cousin accoucheur
Était de fête. Or, saurez que le sire
Tant s'en donna, qu'on fut réduit
A le porter à quatre dans un lit,
Où le sommeil vint à bout de détruire
De son cerveau les bachiques vapeurs ;
Si qu'à la fin sire Grégoire,
Pressé par un désir de boire,
Sortit du lit pour figurer ailleurs.

Par hasard, sur la cheminée
Il avise un bocal. « Oh ! dit-il, qu'est ceci ? »
Il le débouche et flaire : « Oh ! oh ! parbleu, voici
Du brandevin, buvons. » Et de sa destinée
Il s'applaudit en buvant à longs traits.

Tout allait bien jusque-là. Mais
Grégoire enfin sent quelque chose,
Autre que la liqueur ; lors, il fait un repos,
Puis au grand jour le bocal il expose :
« Corbleu, dit-il, ce sont des abricots !
Tubleu, c'est du bonbon ! avalons. » Il avale.
Or, vous saurez que l'abricot divin
Dont notre buveur se régale
N'était qu'un embryon dans de l'esprit-de-vin.

*
* *

ÉCHO D'EXAMEN

—

LE PROFESSEUR PAJOT. — Comment ferez-vous pour extraire le placenta après l'accouchement ?

L'ÉLÈVE. — Je tirerai sur le cordon.

LE PROFESSEUR. — Et après ?

L'ÉLÈVE. — Dam !... je tirerai sur le cordon.

LE PROFESSEUR. — Bien. Mais si rien ne vient ?

L'ÉLÈVE. — ... Je tirerai plus fort sur le cordon !

LE PROFESSEUR. — Mais, Monsieur, votre concierge en ferait autant !

(Le Petit Moniteur de la Médecine.)

*
* *

DU COTÉ DE LA BARBE
EST LA TOUTE-PUISSANCE

Le grand Condé était devenu amoureux de Ninon de Lenclos, et il en avait obtenu les faveurs. Ce prince, paraît-il, était très velu. Ninon, qui était fort instruite et qui parlait latin, connaissait ce vieux proverbe de la langue d'Horace : *Vir pilosus, vel fortis, vel libidinosus.* (L'homme velu est brave ou passionné.) — Ah! prince, lui dit-elle en souriant ironiquement, que vous devez être courageux!

*
* *

DANGERS DES ABRÉVIATIONS
DANS LES PRESCRIPTIONS

Le *Canadian pharmaceutical Journal* appelle l'attention des médecins sur le danger des abréviations dans la rédaction des prescriptions et cite l'exemple suivant : Un médecin avait écrit : *Hyd. chlor.*; l'élève en pharmacie comprit : *Hydrargyr. chlorur.* (bichlorure de mercure), au lieu d'hydrate de chloral (hydras chloralum).

L'erreur faillit coûter la vie au malade : heureusement il fut pris de vomissements si violents qu'il refusa une troisième cuillerée de la préparation.

*
* *

UNE ERREUR DE CLIENT

Marjolin reconduisant un monsieur bien vêtu qui venait de le consulter, celui-ci lui glisse une pièce dans la main. Le vieux praticien a immédiatement diagnostiqué, au poids, une pièce de deux francs. Il n'en témoigne rien; mais la rendant au client sans y jeter les yeux : « Vous vous trompez, monsieur, lui dit-il, ce n'est pas quarante francs que vous me devez; c'est seulement vingt francs. »

Dr BRÉMOND.

*
* *

CONTRE LE HOQUET

— Fais-moi peur, disait B... à M...

— Pourquoi cela ?

— J'ai le hoquet... si tu me fais peur, cela passera tout de suite.

— Eh bien !... (*Avec force.*) prête-moi cinq cents francs.

— Hein !... merci, c'est passé.

*
* *

ÉCHO D'EXAMEN

—

LE PROFESSEUR. — Dites-moi, mon ami, le nom de l'arbre qui produit le bois de réglisse.

L'ÉLÈVE. — C'est le cocotier.

LE PROFESSEUR. — Voyons, voyons, avant de répondre, réfléchissez un peu.

L'ÉLÈVE. — Mais, Monsieur, n'est-ce pas avec le bois de réglisse qu'on fait le coco?

*
* *

ON EN MANGERAIT

—

Georges est malade. Son père a fait appeler le médecin.

— Voyons, mon enfant, dit l'homme de l'art, comment sont vos selles?

— Mes selles?...

— Oui, quand vous satisfaites vos besoins, est-ce dur ou mou?

— Cela dépend, docteur. Parfois, vous ne le casseriez pas avec les dents; d'autres fois vous boiriez ça comme de l'eau.

(Le Monde Plaisant.)

***

SUR LE MAL DE DENTS

—

Votre mal et le mien n'ont point de sympathie ;
Manoa, vous vous plaignez d'avoir le mal de dents ?
Si vous l'aviez dehors vous en seriez guérie,
Et moi, je guérirais, si je l'avais dedans.

J.-B. ROUSSEAU.

***

LA TAILLE ET L'INTELLIGENCE

—

Il semble que la nature, dans la répartition de ses dons, ait procédé par système de compensation. Les fleurs qui exhalent les plus doux parfums ne sont pas souvent celles qui offrent aux yeux les couleurs les plus éclatantes ; et les plus grands esprits n'habitent pas toujours un corps sans défaut : Ésope, Pope, Oberkampf, le maréchal de Luxembourg, étaient bossus ; Tyrtée, Shakespeare, lord Byron, Walter Scott, Tamerlan, Benjamin Constant, étaient boiteux ; enfin, Scarron comparait son corps contrefait à un Z.

On sait, comme d'observation journalière, que les bossus sont rarement des sots. De tout temps les hommes de petite stature ont été les mieux doués sous le rapport des facultés intellectuelles. Virgile en a déjà fait la remarque dans ce vers :

Ingentes animos angusto corpore versant (1).

et Victor Hugo, en parlant de Charlemagne, dit qu'il était « un de ces très rares grands hommes qui sont aussi des hommes grands. » Le Prussien Quade a fait paraître à Greifswalde, en 1786, un ouvrage curieux sur ce sujet, intitulé : *De viris staturâ parvis et eruditione magnis* (Sur les hommes petits par la taille et grands par la science).

La liste est longue des personnages de petite taille célèbres à des titres divers; nous ne mentionnerons que les principaux (2) : David, le vainqueur de Goliath; Alexandre le Grand; Attila, le fléau de Dieu; l'acteur Moloné, qui couchait dans une peau de chat, disposée en hamac; le philosophe Alypius, d'Alexandrie, qui remerciait Dieu de n'avoir pas chargé son âme d'une plus grande masse de matière corruptible; Grégoire, de Tours; Pépin le Bref; Philippe-Auguste; Albert le Grand, à qui le pape ordonna plusieurs fois de se lever, le croyant encore à genoux devant lui; le roi de Pologne Vladislas IV, dit *Lokiekek* (Pas plus haut qu'une aune); Érasme; Cujas; le pape

(1) Ils portent dans un petit corps un esprit supérieur.
(2) Pour plus de détails, consulter les *Curiosités biographiques*, page 23.

Jean XXII ; le prince Eugène ; Marie-Thérèse ; Hoffmann ; l'Italien Apostoli, envoyé de la République de Saint-Marin auprès de la République française, et qui se mettait en colère chaque fois qu'on lui répétait qu'il était de la taille de son pays ; enfin, Napoléon Ier et son historien Thiers.

Dr WITKOWSKI (*Le Corps humain*).

QUIPROQUO

Un client est allé consulter son médecin pour un petit mal d'œil.

— Bassinez-vous avec de l'eau de roses, lui dit le docteur, et ne sortez qu'avec des « conserves fumées ; » vous savez ce que c'est ?

— Parfaitement.

Deux jours après, le médecin rencontra son client qui, depuis la veille, ne sortait plus qu'avec un jambon sous le bras.

SURDITÉ ET MYOPIE

Nos lecteurs savent qu'on vend des cornets acoustiques en cristal. La personne qui entend mal introduit l'extrémité amincie de l'instrument dans son oreille, et le pavillon évasé s'élève le long de la tempe.

Dernièrement, un sourd dînait en ville avec cet appareil. Le maître d'hôtel, légèrement myope, se penche armé de deux bouteilles et lui demande :

— Pommard ou saint-émilion ?

— Pommard !

Et sur cette réponse, le Ganymède en culotte de panne verse du bourgogne dans le cornet de cristal.

(Le Figaro.)

*
* *

ANNONCE D'UN JOURNAL AMÉRICAIN

—

« L'ancien préparateur d'un amphithéâtre d'anatomie désire entrer dans une grande maison pour découper à table. Bons certificats. »

*
* *

LA THERMOMÉTRIE DES NOURRICES

—

LE DOCTEUR. — Ainsi, prenez de grandes précautions pour le bain, et ne manquez pas de chauffer l'eau au thermomètre.

LA NOURRICE. — Le thermomètre ? Pourquoi

faire? Je saurai bien si le bain est trop chaud ou trop froid.

LE DOCTEUR. — Comment cela ?

LA NOURRICE. — Parbleu! si en sortant du bain le petit est *bleu,* c'est que le bain était trop froid, et s'il en sort *rouge,* c'est que l'eau était trop chaude.

(Le Public Opinion.)

*
* *

CONVERSATION ENTRE DEUX FŒTUS

—

— Écoute donc, frère, il me semble qu'on frappe.

— En effet, c'est papa.

— Oh non! il ne frappe pas si fort... C'est une visite.

*
* *

LE MÉDECIN ET L'ACTRICE

—

La petite... Chose, des Variétés, est bien avec tout le monde, même avec son médecin, — la chose n'est pas rare, — dont elle paye les notes en amabilités.

L'autre jour, elle était avec le jeune vicomte, quand le docteur se fait annoncer.

— Dites-lui, répond-elle à sa femme de chambre, qu'il m'est impossible de le recevoir. Je suis malade!

(Le Mouvement médical.)

**

UNE APOSTROPHE DE GAVROCHE

—

Dans une allée déserte du bois de Boulogne, un gamin, voyant deux personnes marquées de la petite vérole se parler de très près :

— Voyons, leur cria-t-il, rapprochez-vous encore, vous ferez des gaufres.

**

VER SOLITAIRE ET SECRET PROFESSIONNEL

—

Un pharmacien d'Aberdeen (Écosse) avait exposé dans sa vitrine, conservés dans l'alcool, d'interminables tænias, ayant « appartenu » à des personnages de l'aristocratie.

Or, la famille de lord L... avait sommé l'industriel de faire disparaître l'inscription suivante :

Ver solitaire ayant appartenu à lord L...,
membre du Parlement.

Le pharmacien refusa net. Un procès lui fut intenté, et comme il s'est terminé à l'avantage de l'original négociant, celui-ci vient d'ajouter sur le bocal de lord L... le compte rendu *in extenso* des débats du procès.

(*La France médicale.*)

*
* *

EUGÈNE SUE, CHIRURGIEN

—

Eugène Sue et Romieu éta[illegible]ment liés. Un soir qu'ils avaient d[illegible] de Paris et qu'ils se [illegible]aient dans [illegible] état de gaieté très accentué, [illegible]mieu fit un faux pas et se bless[illegible] jambe.

[illegible] Sue, qui avait été chirurgien dans la marine, porte son ami dans son coupé, le monte dans son lit, et panse la jambe.

O miracle ! le lendemain matin, en voulant renouveler son pansement, Eugène Sue s'aperçoit qu'il a pansé la jambe non malade, ce qui n'empêche pas l'autre d'être guérie.

*
* *

ROGER DE·BEAUVOIR

—

En 1844, lors de la quête pour l'Œuvre du

Mont-Carmel, la commission se réunissait dans les salons de Mme la baronne de Maistre.

Roger de Beauvoir, fidèle à ses principes d'élégance, arrivait à midi avec des gants lilas; à deux heures, il les remplaçait par des gants jaunes, et à quatre heures il leur substituait des gants blancs.

Le quêteur du couvent de la Palestine, qui ne connaissait pas les gants, même de nom, demandait avec intérêt à Émile Deschamps :

— Quelle maladie a donc ce beau jeune homme? [...] mains changent de couleur trois fois p[...]

— [...] *élégantiasis chronique*, répondit Desch[...]

Th. LOIRE.

REPROCHES MATRIMON[...]

—

Une dame de province, écrivant à son mari qui était à Paris depuis quelques mois, après lui avoir parlé d'affaires, finissait ainsi sa lettre : « Je t'apprendrai pour nouvelle, mon ami, que mesdames une telle et une telle sont grosses; que mesdames telle et telle se vantent de l'être; que mesdemoiselles telle et telle craignent de l'être, et qu'il n'y a que moi qui ne le suis pas. Tu devrais mourir de honte. »

(*Encyclopediana.*)

10.

*
* *

L'AVEUGLE JALOUX

—

Il faut m'envoyer votre époux,
Disait un fameux oculiste,
De ses cures montrant la liste
A la femme d'un vieux jaloux.
— Dieu m'en garde! répliqua-t-elle,
Vos talents me coûteraient cher;
Au moindre bruit il me querelle;
Que ferait-il s'il voyait clair!

BARREAU.

*
* *

UNE FARCE DE POTARD

—

Un barbon, tout âge a ses défauts, voulait encore paraître jeune. Depuis longtemps il courtisait certaine dame, et il venait seulement d'obtenir un rendez-vous en cabinet particulier. Mais, peu confiant dans ce qui lui restait de vigueur juvénile, il voulut demander à la science ce qu'il craignait de se voir refuser par a nature, et il alla trouver un pharmacien du voisinage

— Ne pourriez-vous, Monsieur, me donner quelque préparation, une pilule par exemple, qui m'aiderait à accomplir certaine fonction paresseuse...

— Compris, compris... J'ai votre affaire...

vous m'en direz des nouvelles. A quel moment
voulez-vous que cela opère?

— Mais, vers onze heures du soir.

— Eh bien, avalez cette pilule vers huit
heures, et trois heures après... je ne vous dis
que cela.

Au moment psychologique où la vertu devait
succomber et le vice triompher, une révolution
intestinale, accompagnée de pressantes coliques,
s'accomplissait dans l'abdomen du séducteur et,
pendant que la beauté facile rendait les armes,
notre Céladon quitta avec précipitation le cabinet particulier pour en gagner un autre situé
au fond du couloir.

Le facétieux potard avait remplacé la poudre
de cantharides par celle d'aloès.

*
* *

UN INCONVÉNIENT DU CHLOROFORME

—

M. M... avait à pratiquer la section du
nerf sous-orbitaire du côté gauche, chez une
dame de Montrouge, pour une névralgie faciale
horriblement douloureuse.

Cette affection ne laisse sur le visage aucun
phénomène appréciable. Il congédie le mari
trop pusillanime pour servir d'aide, et opère la
malade chloroformisée.

— Eh bien! dit-il au réveil, souffrez-vous encore?

— Autant qu'avant. Vous ne m'avez pas opérée... Ah! mon Dieu! mais si! (*Avec explosion.*) Vous vous êtes trompé de côté.

En effet, M. M... avait opéré le côté droit, qui n'était pas malade. Il en fut quitte pour recommencer la besogne.

***

UN PRATICIEN PRATIQUE
—

— Docteur, vous m'aviez dit que vous m'enverriez aux eaux?

— C'est vrai.

— Mais à quelles eaux?

Le médecin prend un registre qu'il consulte à haute voix :

Vichy	27
Contrexéville	11
Luchon	9
Mont-Dore	14

— Quelle énumération faites-vous donc là? demanda le malade.

— J'ai fait le relevé des endroits où j'ai envoyé des clients cette année, et où ils sont morts; alors je voudrais vous expédier là où j'ai eu le moins de décès.

(Le Charivari.)

CHEZ LE DENTISTE

Un Monsieur pris d'une rage de dents monte chez un opérateur qui lui extirpe sa molaire.

Le monsieur s'en va en déposant sur la cheminée, non pas de l'argent, mais sa dent.

— Pardon, vous vous trompez, dit le dentiste en souriant.

— Non pas, car il y a deux mois vous m'avez pris un louis pour me mettre de l'or dans cette dent... je vous la laisse. Puisque vous prenez dix francs pour une extraction, j'espère que vous ne m'avez pas volé, et que, dans cette dent, il y avait bien pour dix francs d'or.

(Le Journal amusant.)

GALANTERIE ET CORYZA

Une dame se plaignait hier d'un rhume de cerveau devant un jeune gommeux, qui s'empressa de lui répondre par la phrase bien connue :

— Ce coryza est bien heureux !

— Pourquoi donc?

— Parce qu'il va vous retomber sur la
poitrine.

— Ah ! il sera bien attrapé ! répondit la
dame en soupirant.

*
* *

ENTRE DOCTEURS

—

Un jeune docteur était venu s'établir dans
une petite ville où il avait beaucoup plu et
réussi.

Cela ne faisait pas l'affaire de ses vieux confrères ; ceux-ci se réunirent une fois pour chercher à lui jouer un bon tour qui lui fît perdre
son prestige d'habileté.

Ils tirèrent donc au sort pour savoir lequel
d'entre eux se présenterait comme malade chez
le jeune docteur, qui ne les connaissait pas
encore, et qui n'avait même nulle envie de
s'inquiéter d'eux.

Le sort désigna le plus malin. Celui-ci, le
jour dit et désigné en assemblée secrète, se
présenta chez le jeune Esculape et lui tint ce
langage :

— Cher docteur, je suis atteint d'une maladie étrange ; je ne sens de goût à aucun ali-
ment, j'ai complètement perdu la mémoire ;
j'éprouve, chose inouïe, un irrésistible besoin
de mentir, et je ne puis, quoi que je fasse,
m'en empêcher.

— Diable ! dit le jeune homme ; en effet, c'est étrange ; votre cas demande réflexion ; revenez dans quelques jours, j'espère pouvoir entreprendre votre traitement.

Quelques jours après, le vieux malin revient et trouve son docteur qui, très gai, lui dit :

— Cela n'est pas aussi grave que je l'avais cru d'abord. Voici des pilules préparées par moi et qui vous guériront certainement. Seulement, comme vous éprouvez un constant besoin de mentir, je ne puis me fier à vous. Prenez tout de suite une de ces pilules et revenez chaque jour pour en faire autant, jusqu'à complète guérison.

Forcé d'en passer par là, notre consultant fait contre fortune bon cœur et ingurgite une pilule.

Il ne l'a pas plutôt mise dans sa bouche, qu'il fait une grimace horrible en s'écriant !

— Mais, c'est de la.....!!!

— Parfait ! répond le jeune médecin (qui, on le voit, avait pris ses renseignements sur son faux malade). Vous voyez l'effet du remède : vous ne mentez plus !

*
* *

A UNE DEMOISELLE ENRHUMÉE

—

Iris, puisez mieux dans nos cœurs
Le feu qui les consume,
Vous fuyez les tendres ardeurs,
C'est ce qui vous enrhume.

Sitôt qu'on vante vos appas,
Votre courroux s'allume.
Vous criez quand il ne faut pas
C'est ce qui vous enrhume.

Dans vos yeux loge un Dieu vainqueur
Qui conduit notre plume;
Mais il n'est pas dans votre cœur...
C'est ce qui vous enrhume.

Tôt ou tard il faut qu'à ses traits
La fierté s'accoutume.
Si vous croyez n'aimer jamais...
C'est ce qui vous enrhume.

Sans lui les plaisirs les plus doux
Sont mêlés d'amertume,
Vous passez les nuits sans époux,
C'est ce qui vous enrhume.

DE LA LOUPTIÈRE.

(*Le Mercure de France, 1792.*)

*
* *

UN ÉCLECTIQUE

—

Un jeune homme, qui n'avait fait que tremper ses lèvres, disait-il, à la coupe de quelque Vénus empoisonnée, n'en fut pas moins pris d'accidents redoutables. Dans sa maison, sur le palier même de son escalier, logeait un médecin. Notre malade va le voir.

— Par quelle méthode voulez-vous être traité?

— Par celle qui guérit vite et sûrement.

— L'allopathie guérit votre mal très sûrement, et l'homœopathie aussi. Mais je dois vous dire que la première guérit plus vite que la seconde.

— Traitez-moi par la première.

— Ce sera plus cher.

— Peu m'importe.

Le malade guérit en effet.

A quelque temps de là, un des amis de ce jeune homme, souffrant lui-même d'une affection de l'estomac mal déterminée, va trouver le médecin qui avait guéri son ami.

— Voulez-vous être traité par l'homœopathie ou par l'allopathie?

— Traitez-moi comme vous voudrez, mais guérissez-moi vite.

— Je peux vous guérir par l'une ou par l'autre méthode, mais je dois vous prévenir que l'homœopathie agira plus vite que l'allopathie.

— Va pour l'homœopathie.

— Je dois encore vous dire que ce sera plus cher.

— Soit.

Parlez-moi de ces médecines à deux fins, dont celle que l'on choisit est toujours la plus chère.

A. Latour.

LES CHATS DES PHARMACIENS

Un pacte a été signé, depuis les temps les plus

reculés, entre les chats et les pharmaciens. En effet, pas de vitrine de pharmacien sans un chat majestueux, installé entre les bocaux aux belles couleurs.

Les rats ayant la prudence de ne jamais se hasarder dans des officines abondamment garnies de poisons, on s'est peut-être demandé parfois pourquoi les pharmaciens ont toujours un chat.

Nous croyons avoir trouvé l'explication du mystère.

Ce sont les chats qui, seuls, peuvent lire aux pharmaciens, les griffonnages des médecins.

(Le Rappel.)

HYGIÈNE INTERNE

Les lavemens sont sains, je consens qu'on les donne
A toute femme enceinte. Albinus les ordonne
Contre ces fils d'Éole, abhorrés en tout temps,
Et d'un impur séjour importuns habitans,
Qu'à grands coups de pistons il faut chasser sans cesse
Comme ennemis jurés de l'état de grossesse.
Les lavemens que l'art appelle émolliens,
A raison de l'effet de leurs ingrédiens,
Du sang et des humeurs maintiennent l'équilibre,
Calment les intestins, rendent le ventre libre.
En un mot, leur usage est très avantageux,
En tout temps, et surtout dans les temps orageux,
Contre les maux de tête et les fortes coliques,
Leurs effets sont divins chez les mélancoliques.

SACOMBE (La Lucinade).

*
* *

UN ARGUMENT PÉREMPTOIRE

—

Calino vantait, l'autre jour, les avantages de l'hydrothérapie.

— Rien de meilleur, de plus salutaire que ce régime, disait-il, il double les forces de l'homme et prolonge sa vie.

— Cependant, interrompit quelqu'un, nos pères n'en faisaient pas..., et pourtant...

— C'est vrai, ils n'en faisaient pas, mais aussi, ils sont tous morts !...

ZADIG.

*
* *

INFLUENCE DE LA RHUBARBE
SUR LA COLONISATION

—

La puissance des Anglais dans les pays exotiques où les autres peuples n'ont pu s'établir ne vient que de la répugnance des sauvages à les manger...

— ... ???

— En effet, la chair de l'Anglais, toujours saturée de rhubarbe et autres substances laxatives, produit dans l'estomac des cannibales un trouble qui les inquiète. De l'inquiétude ils passent à la terreur, qui bientôt se change en respect... Et voilà comment nos voisins sont devenus chimiquement de grands et triomphants colonisateurs !

MÉRY.

*
* *

A UNE DAME

QUI VENAIT D'ACCOUCHER DE SON HUITIÈME
ENFANT

—

Chacun de vos enfants, Lucile,
Jusqu'ici fut par moi fêté.
Votre énorme fécondité
A la fin me rendra stérile.
Vainement vous me recherchez ;
Mon faible talent se refuse :
Oui, par ma foi, vous accouchez
Plus facilement que ma muse.

*
* *

MOYEN INFAILLIBLE DE FAIRE
MARCHER LES COCHERS

—

Les cochers de Bruxelles ne sont pas renommés, tant s'en faut, par la rapidité avec laquelle ils conduisent les malheureux qui ont recours à leur office. On peut dire qu'avec eux il faut avoir du temps à dépenser.

S'il faut en croire l'*Art dentaire*, voici un procédé fort simple qui, à Paris, réussit toujours. Voici comment s'y prennent les Parisiens.

— Cocher, à Vincennes !

Le visage du cocher exprime aussitôt le plus vif mécontentement.

— Surtout, allez doucement, je ne suis pas pressé, et le moindre cahot me fait un mal atroce. D'ailleurs, vous n'y gagnerez rien; j'ai l'habitude de ne jamais donner de pourboire.

Le cocher rugissant sourdement, s'élance sur son siége : « Ah ! tu crains les cahots et tu ne donnes pas de pourboires ! attends ! » et le fiacre part ventre à terre. En vingt minutes on arrive à Vincennes.

Le monsieur est satisfait et le cocher aussi; ce moyen est simple et pratique, on peut l'essayer.

Avis à nos confrères qui ne peuvent se payer le luxe d'un équipage.

(Le Progrès médical belge.)

*
* *

UN SYNONYME

—

Jules Favre plaidait en séparation contre une jeune femme, fort jolie, qui, méconnaissant le vœu de la loi, se dérobait aux désirs légitimes de son mari. A l'aide d'une éloquente apostrophe, l'avocat l'interpellait en pleine audience, mais en faisant surtout valoir les droits de la société.

« Le mariage, dit-il, a surtout été institué pour renouveler sans cesse l'ordre social. Sachez donc, Madame, qu'il n'appartient pas aux femmes de laisser se rouiller la *clef des générations.* »

*
* *

INFLUENCE DE L'ÉMOTION
SUR LES FONCTIONS DIGESTIVES

—

Un jeune homme a sollicité une audience d'un ministre. Au moment où, rempli d'émotion, il est introduit dans le cabinet de l'Excellence, on entend un de ces bruits que Molière lui-même n'osait appeler par leur nom. Vous voyez d'ici l'embarras du malheureux, rouge comme une pivoine.

« Allons, allons, lui dit le ministre, remettez-vous, mon ami, et parlez-moi sans crainte, *maintenant que la glace est rompue !...* »

*
* *

AGITER AVANT DE S'EN SERVIR

—

Un apothicaire de Newcastle s'étant chargé du traitement d'un malade qui était à l'article de la mort, lui envoya une fiole dans laquelle était une médecine, avec ces mots : *Bien secouer avant de faire prendre.* Le lendemain, il alla voir l'effet qu'elle avait produit; il demanda en entrant, au domestique, comment se portait son maître. Celui-ci ne lui répondit que par des larmes. « Quoi! est-ce qu'il est plus mal? dit l'apothicaire. A-t-il pris la médecine? — Oui, Monsieur; mais comme vous aviez dit *de le secouer* avant de lui faire prendre, nous avons suivi vos ordres, et il a passé entre nos bras. »

*
* *

LETTRE DE RECOMMANDATION

—

Une de nos lectrices nous adresse la lettre suivante :

« Monsieur le Masque de Fer,

« Mon docteur habituel me donne, hier, une lettre de recommandation pour le médecin des eaux auxquelles il m'envoie, et il met sur l'enveloppe : *Personnelle*. Comme il s'agissait de moi, et comme je suis femme, j'ai la curiosité d'ouvrir la lettre. Or, voici ce qu'elle disait :

« Mon cher ami, je vous envoie une *oie*. Je lui ai enlevée bien des plumes, mais il en reste encore quelques-unes, et je vous les abandonne. »

« Bien à vous.   Dr X***. »

« Qu'en dites-vous, Monsieur le Masque de Fer? »

Je dis, Madame, que si le docteur X*** manque de courtoisie, il ne manque pas, du moins, d'une certaine générosité.

(Le Figaro.)

CALEMBOURS

— Combien faut-il de mètres pour faire un enfant ?

— Il faut 6 mètres 2 (s'y mettre deux).

A la suite d'un copieux repas, un capitaine de vaisseau, présentant un bouquet à une dame, laissa échapper une... éructation inférieure.

— Madame, dit un des convives, mon ami ajoute à son bouquet ce qui lui manquait : un *romarin*.

EXCÈS DE PRÉCAUTION

Le maître de Calino étant gravement malade à la campagne, le médecin ordonna à ce fidèle serviteur de répandre de la paille sous les fenêtres.

L'excellent Calino s'empresse d'obéir ; et, pour surcroît de précaution, il mit également de la paille... dans ses sabots.

LES AVEUX

—

Tout près d'entrer dans le lit nuptial,
« Pardonnez-moi, disait monsieur Dorval
A sa moitié : mais je ne puis plus taire
Un triste aveu que m'oblige à vous faire
Ma conscience et le nœud conjugal.   [mal
— Expliquez-vous. — J'ai... — Quoi ? — J'ai certain
Que jusqu'ici, craignant de vous déplaire,
J'ai cru devoir dérober à vos yeux.
— Vous m'alarmez. — Ce mal me désespère.
— Quel est-il donc ? — C'est, madame, un cautère.
— Un ? ce n'est rien ; moi, monsieur, j'en ai deux. »

LA FORTUNE NE VIENT PAS TOUJOURS
EN DORMANT

—

Si l'on ne veut pas se lever la nuit, il faut
avoir la précaution de ne pas se faire accoucheur. Il n'est même pas bon de s'endormir
chez ses clients, si l'on n'a pas le sommeil
très léger ; demandez plutôt à cet excellent confrère C..., qui ne m'en voudra pas de raconter
sa petite mésaventure.

La comtesse de M... de la B..., étant un
beau soir surprise par des douleurs qu'elle n'attendait que quelques jours plus tard, fit mander
en toute hâte le professeur T..., son accoucheur ordinaire. M. T... était absent, on promit

qu'aussitôt rentré il irait auprès de son auguste parturiente. En attendant, comme il est impossible de transiger avec dame Nature, on pria M. C..., autre illustre accoucheur, de vouloir bien se rendre dans l'aristocratique demeure. Bonne aubaine pour le Dr C... D'abord, un bon client honorablement chippé à cet excellent confrère T..., qui menace de tout envahir; puis une somme rondelette, très rondelette même... Heureux accoucheur, va !

Le Dr C... ne perd pas un instant, il est attendu comme le Messie... Tout va bien : Madame en est à son second enfant, le passage a été frayé, pas de défilé trop étroit à redouter, un col complaisant, une présentation normale. Que peut-on souhaiter de mieux?

Toutes ces réflexions faites, et de plus celle qu'il était minuit, que la dilatation ne faisait que commencer, et qu'une nuit entière (même au chevet de la comtesse de M... de B...), c'était bien long et capable de faire jaunir un tantinet le teint rosé de sa coquette personne, le Dr C... déclare que rien ne presse et qu'en attendant (ne voulant pas laisser la place libre) il se couchera pendant quelques heures dans la pièce voisine.

Un lit est dressé au docteur, il ne tarde pas à s'y endormir profondément, bercé par les rêves les plus délicieux.

Sur ces entrefaites, vers deux heures du matin, le professeur T... arrive, on l'introduit directement dans la chambre de la parturiente, il s'excuse et s'empresse de constater où en est le travail.

— C'est bien, madame, je suis arrivé à temps; encore une minute de courage et vous allez être délivrée.... Là, ne poussez plus maintenant... la tête a passé. Là!... c'est fini. Vous avez un gros garçon.

Quelques minutes après, le cordon était lié, la mère mise convenablement en place, l'enfant entre les mains de la garde, et le professeur T... prenait congé de sa cliente et du comte de M... de la B... en promettant de revenir le lendemain. Au moment où il ouvrait la porte, il entendit un ronflement formidable sortant d'une chambre voisine.

— Sapristi! s'écria le comte, et le Dr C... que nous avons oublié!

Et il expliqua l'affaire au professeur T..., qui en rit encore, et nous aussi.

On laissa le Dr C... achever sa nuit; à son réveil on lui offrit une tasse de chocolat qu'il se hâta de refuser.

Depuis ce temps, le Dr C... a bien juré de ne plus s'endormir chez ses clients.

*
* *

ERREUR D'UN INFIRMIER

Le major passe devant le n° 1 et aperçoit le

ventre du pauvre troupier gonflé outre mesure.

— Qu'est-ce que c'est que ça ?... Cet homme n'allait pas mal hier... et il a l'air d'être hydropique !

— Pardon, major, je sais ce que c'est, dit le voisin... Vous aviez dit de donner 1 lavement au n° 12 et j'ai vu l'infirmier qui a donné 12 lavements au n° 1 !

***

A L'HOPITAL

—

LE MÉDECIN. — Est-ce que votre pays est fiévreux ?

LA MALADE. — Je ne crois pas, monsieur le docteur.

LE MÉDECIN. — Quel est votre pays ?

LA MALADE (*rougissant*). — Mon pays ? monsieur... mon pays, dame, c'est Pierre Bridou du 101e de ligne.

***

UN GENDRE MODÉLE

—

Qu'on vienne encore nous parler de l'antipathie des gendres contre leurs belles-mères.

Un de ces calomniés disait hier à son médecin en parlant de sa belle-mère, qui est sourde et archi-myope :

— Docteur, la moitié de ma fortune si vous lui rendez la vue et l'ouïe ! et les trois quarts... si vous lui enlevez la parole !

*
* *

ÉPIGRAMMES DE J.-B. ROUSSEAU

—

SUR UN CURÉ ET UN FRATER

Certain curé, grand enterreur de morts,
Au chœur assis, récitait le service.
Certain frater, grand disséqueur de corps,
Tout vis-à-vis chantait aussi l'office.
Pour un procès tous deux étant émus,
De maudissons lardaient leurs oremus.
« Hum ! disait l'un, jamais n'entonnerai-je,
Un *requiem* sur cet opérateur !
— Dieu paternel, dit l'autre, quand pourrai-je
A mon plaisir disséquer ce pasteur ? »

—

L'ŒIL D'UN MAGISTER

Un magister, s'empressant d'étouffer
Quelque rumeur parmi la populace,
D'un coup dans l'œil se fit apostropher,
Dont il tomba, faisant laide grimace.
Lors un frater s'écria : « Place ! place !
J'ai pour ce mal un baume souverain.
— Perdrai-je l'œil ? lui dit messer Pancrace.
— Non, mon ami ; je le tiens dans ma main. »

—

L'ACCOUCHEMENT PRÉCOCE

Jean s'est lié par conjugal serment
A son Alix, si longtemps recherchée,
Mais quatre mois après le sacrement,
D'un fruit de neuf elle s'est dépêchée.
Jean se lamente; Alix est bien fâchée :
Mais le public varie à leur égard,
L'un dit qu'Alix est trop tôt accouchée;
L'autre que Jean s'est marié trop tard.

*
* *

LE CLOU DE MISS ***

— Je suis dans un grand embarras, disait dernièrement Miss *** à une de ses amies. Figurez-vous, ma chère, qu'il m'est venu un abcès au bas des reins. C'est fort gênant; je ne puis ni m'asseoir, ni me coucher sur le dos; je ne sais quelle position prendre pour être à mon aise.

— Vraiment! mais, mon amie, il faut vous faire opérer.

— J'y ai songé; cependant une chose me retient : mon médecin a trente ans à peine. Vous savez, montrer un pareil endroit à un jeune homme, il me semble que je n'oserai jamais.

— Que vous êtes enfant! Un médecin est comme un confesseur : on ne doit rien lui cacher.

— Oh! mais songez donc; ce maudit abcès est placé presque au milieu... tout à côté...

— Vous ne pouvez cependant pas conserver cela sans vous soigner; et puisque vous avez des scrupules et que l'âge de votre docteur vous arrête, je vais vous donner l'adresse du mien; c'est un homme des plus respectables, qui a depuis longtemps doublé le cap de la soixantaine; de plus, il est fort habile dans les opérations chirurgicales.

— Ah! ma chère, vous me rendez là un vrai service, dit Miss *** avec reconnaissance; veuillez m'écrire son adresse sur une de mes cartes, je vais m'y rendre de ce pas.

Un quart d'heure après, Miss *** s'arrêtait devant une maison de la rue Vivienne, pénétrait vivement dans l'allée et demandait à la concierge:

— A quel étage demeure le docteur X...?

— Au quatrième, madame.

— Merci!

Miss *** se mit à gravir l'escalier, lentement, car l'abcès était arrivé à sa maturité et lui causait d'horribles titillations dans la partie charnue de sa gentille personne.

Tout en gravissant les marches, elle sentait encore sa pudeur féminine se révolter.

— Après tout, pensa-t-elle enfin, ce docteur, je ne le verrai plus après l'opération, tandis que le mien, c'eût été une honte continuelle.

C'est en faisant ces réflexions qu'elle arriva sur le palier du quatrième étage.

En face de l'escalier, sur une porte peinte en noir, une plaque de cuivre portait ces mots:

OPÈRE TOUS LES JOURS

A TOUTE HEURE ET PAR TOUS LES TEMPS

Entrez sans frapper.

Nul doute, c'était là que demeurait le docteur.

Elle s'arrêta un instant pour respirer, puis, prenant son courage à deux mains, elle poussa la porte et entra.

Elle se trouva dans un petit salon très coquettement rangé et plus gai que ne le sont ordinairement les salons d'attente des médecins.

Un homme aux longs cheveux blancs, à la barbe soignée, à l'extérieur très convenable, vint au-devant d'elle.

— Que désirez-vous, madame?

— Me faire opérer.

— C'est facile. Vous arrivez juste à un moment où je n'ai pas de clients; vous n'aurez donc pas à attendre. Désirez-vous connaître mes prix?

— Oh! monsieur, je n'ai pas l'intention de marchander. Ce que je désire surtout, c'est que l'opération ne soit pas trop longue.

— Madame, je vous réponds de ma promptitude. Du reste, mes appareils sont excellents. Voulez-vous passer dans cette pièce?

Miss *** ne se fit pas prier. La souffrance l'aiguillonnait. Elle était décidée à brusquer le mouvement.

— Mettez-vous ici, madame; là! Maintenant, prenez la pose qui vous conviendra.

Se retournant vivement, elle saisit à deux mains ses vêtements et mit à nu la partie malade.

— Voilà, dit-elle; je vous en prie, faites vite!

— Quelle pose étrange! murmura en lui-même l'opérateur.

Mais que lui importait? sa cliente n'avait-elle pas dit qu'elle ne marchanderait pas?

— Ne bougez plus, dit-il après un moment de silence, ne bougez plus; ça commence!

Quelques secondes se passèrent, au bout desquelles l'opérateur cria :

— C'est fini!

Miss *** baissa ses vêtements aussi vivement qu'elle les avait relevés.

— Mais, je n'ai rien senti, dit-elle. Vous m'avez donc opérée sans me toucher?

— Oh! madame, ce n'est pas l'envie qui me manquait, mais je n'aurais jamais osé...

— Croyez-vous que l'opération ait réussi?

— Pour cela, j'en suis certain. Du reste, voici votre cliché; voyez vous-même.

Et il lui présentait une plaque de verre sur laquelle se détachait une large face. La ressemblance était parfaite.

— Comment! balbutia Miss *** épouvantée, mon cliché... mais vous n'êtes donc pas médecin?...

— Non, madame, je suis photographe. Pour
le docteur, c'est la porte à côté.

(Le monde plaisant.)

* *

LES PILULES

—

Dans Toulouse, naguère, un grand littérateur
    Fut pris d'un accès d'insomnie
    Et fit appeler un docteur.
(On ne dort pas toujours quand on a du génie.)
    Pour réfléchir plus sûrement
Sur cette affection quelque peu singulière,
    Le docteur au premier moment
Tâte le pouls, retâte et médite un calmant,
    Puis il ouvre sa tabatière;
    Enfin, quand il eut bien tâté,
Il formule et prescrit d'un air de majesté
    Des pilules à sa manière.
Le droguiste, à son tour ayant connu le cas,
    Dit au porteur de l'ordonnance :
    — Un écrivain qui ne dort pas?
Ce mal n'est pas chez nous si grave qu'on le pense;
    Rassurez-le, comme toujours
    Mon remède fera merveille.
Il a veillé trois nuits, il dormira huit jours.
    Une fois pris, à son oreille
    Je veux même que vingt tambours
    Battent bien fort sans qu'il s'éveille. —
    Dans un recueil des jeux floraux,
Là-dessus, il extrait l'ode la mieux nourrie
De grec et de latin, une strophe à Marie,
    Les passages les plus moraux
De trois discours choisis, deux en vers un en prose;
    On dit même qu'il y mêla

Quelque psaume traduit, et du tout il compose,
Avec ce qu'il fallut de compote de rose,
            Des boulettes, qu'il appela
            Pilules de Clémence Isaure !
Rien que de les sentir le malade bâilla,
            Ferma les yeux et sommeilla.
            Pourtant il les rouvrit encore,
Enfin il en prit une et demeura perclus ;
            En prit-il une autre ? On l'ignore.
Il est sûr toutefois qu'il ne s'éveilla plus.

HENRI DERAMOND.

* *

BISMARCK ET LORD RUSSELL

—

Un jour, lord Russell fit une visite au prince de Bismarck dans son palais de la Wilhelme-strasse ; à cette époque, ils n'étaient pas encore intimes. Pendant la conversation, le lord émit l'avis que le prince devait être assailli de visiteurs importuns, et demanda curieusement :

— Mais comment faites-vous donc pour vous débarrasser de tout ce monde ?

— Oh ! dit Bismarck, j'ai pour cela un petit remède de vieille femme ; par exemple, ma femme, la princesse, entre et m'appelle sous un prétexte quelconque.

A peine le chancelier eut-il terminé sa phrase que la porte s'ouvre, la princesse de Bismarck entre et s'adresse à celui-ci :

— Tu sais, mon petit Toto (Bismarck s'appelle Otto), n'oublie pas de prendre ta médecine.

Tableau !

Heureusement lord Russell sut faire bonne mine à mauvais jeu ; il fut le premier à éclater de rire, et s'empressa de se retirer pour permettre au chancelier de *prendre sa médecine*.

(Dresdener Borsen-Zeitung.)

.*.

SUR LES APOTHICAIRES DE 1793

—

Dans l'enclos si fameux de notre bon Paris,
On changea les bourgeois en tigres aguerris.
Tous les corps et métiers étaient armés de piques,
Et Dieu sait quels soldats, tous soldats angéliques !
On avait oublié tous les apothicaires,
Ce grand corps réclama ses droits de citoyens
Pour garder, soi-disant, et la ville et les biens.
Ils venaient un peu tard ! mais on leur dit : Nos frères,
Votre poste sera de garder les derrières.

(Le petit Ermite du faubourg St-Germain.)

.*.

GALANTERIE DE MÉDECIN

—

Une dame, du plus charmant esprit, se plaignait d'avoir un bouton dans l'oreille.

— Vous aurez entendu quelque sottise ! lui dit son médecin de l'air le plus convaincu.

**

LE MAL D'AVENTURE

—

Alison se mourait d'un mal
Au bout du doigt, mal d'aventure.
« Va trouver le frère Pascal,
Lui dit sa sœur, et plus n'endure;
Ses remèdes sont excellents :
Il te guérira, je t'assure.
Il en a pour les maux de dents,
Pour l'écorchure et pour l'enflure :
Il fait l'onguent pour la brûlure.
Va donc sans attendre plus tard,
Le mal s'accroît quand on recule,
Et donne-lui le bonjour de ma part. »
Elle va, frappe à la cellule
Du révérend frère Frappart,
« Bonjour, mon frère, Dieu vous gard,
Dit-elle, ma sœur vous salue,
Et moi qui suis ici venue,
Lasse à la fin de trop souffrir :
Mais ma sœur vient de me promettre
Que vous voudrez bien me guérir
Un doigt qui me fera mourir...
Ah! je ne sais plus où le mettre.
— Mettez, dit Pascal, votre doigt
Les matins en certain endroit
Que vous savez. — Hélas! que sais-je?
Dites-le-moi, frère Pascal,
Tôt, car mon doigt me fait grand mal.
— O l'innocente créature!
Avez-vous la tête si dure?
Certain endroit que connaissez,
Puisqu'il faut que je vous le dise,
C'est l'endroit par où vous pissez :

Eh bien, m'entendez-vous Alise?
— Mon frère, excusez ma bêtise,
Répond Alix baissant les yeux ;
Suffit, j'y ferai de mon mieux,
Grand merci de votre recette :
J'y cours, car le mal est pressé.
— Quand votre mal aura percé.
Venez me voir, Alisonnette,
Dit le frère, et n'y manquez pas. »
Soir et matin, à la renverse,
Elle met remède à son mal :
Enfin l'abcès mûrit et perce.
Alison saine va soudain
Rendre grâce à son médecin,
Et du remède spécifique
Lui vante l'étonnant succès.
Pascal, d'un ton mélancolique,
Lui repart : « Un pareil abcès
Depuis quatre jours me tourmente;
Vous seriez ingrate et méchante,
Si vous me refusiez le bien
Que vous avez par mon moyen :
Alix, j'ai besoin de votre aide
Puisque vous portez le remède
Qui, sans faute, peut me guérir.
Eh quoi ! me verrez-vous mourir,
Après que je vous ai guérie!
— Non, dit Alix, non sur ma vie,
Je ferais un trop grand péché ;
Tel crime... Allons donc, je vous prie,
Guérissez-vous, frère Pascal ;
Approchez vite votre mal. »
A ces mots, don Pascal la jette
Sans marchander sur sa couchette,
L'étend bravement sur le dos,
Il l'embrasse. — « O Dieu ! qu'il est gros!
Dit Alix, quel doigt ! Eh ! de grâce,
Arrêtez... Je le sens qui passe.
— Ma chère Alix, attends un peu,
Je me meurs, souffre que j'achève :

— Ah ! reprit Alix tout en feu,
Vous voilà guéri, l'abcès crève. »

VERGIER

VIEILLERIES

—

Un matin, un borgne rencontre un sien ami bossu. Pour s'égayer sur son infirmité, il lui dit :

— Vous avez chargé de bon matin aujourd'hui.

— Vous croyez qu'il est de bonne heure, camarade, parce que le jour n'entre chez vous que par une fenêtre.

Un médecin, auteur d'un ouvrage de médecine légale, renvoie à l'imprimerie son *bon à tirer*, muni d'une indication rendue nécessaire par les nombreuses citations insérées dans l'ouvrage : « Il faut guillemeter avec soin tous les alinéas. »

Quelle n'est pas la stupéfaction de l'auteur, lisant quelques jours après dans son œuvre cette recommandation étonnante : « Il faut *guillotiner* avec soin tous les *aliénés !*

On demandait à M. de Lauzun ce qu'il répondrait à sa femme (qu'il n'avait pas vue depuis dix ans) si elle lui écrivait : « Je viens de découvrir que je suis grosse. » Il réfléchit et répondit : « Je lui écrirais : Je suis charmé d'apprendre que le ciel ait enfin béni notre union; soignez votre santé; j'irai vous faire ma cour ce soir. »

*
* *

J.-J. Rousseau passe pour avoir eu Mme la comtesse de Boufflers, et même (qu'on me passe ce terme) pour l'avoir manquée : ce qui leur donna beaucoup d'humeur l'un contre l'autre. Un jour, on disait devant eux que l'amour du genre humain éteignait l'amour de la patrie. « Pour moi, dit-elle, je sais, par mon exemple, et je sens que cela n'est pas vrai; je suis très bonne Française, et je ne m'intéresse pas moins au bonheur de tous les peuples. — Oui, je vous entends, dit Rousseau; vous êtes Française par votre buste, et cosmopolite du reste de votre personne. »

*
* *

L'Écluse, celui qui a été à la tête des *Variétés amusantes*, racontait que, tout jeune et sans fortune, il arriva à Lunéville, où il obtint la place de dentiste du roi Stanislas, précisément le jour où le roi perdit sa dernière dent.

*
* *

Le prince de Conti disait, dans sa dernière maladie, à Beaumarchais, qu'il ne pourrait s'en tirer, vu l'état de sa personne épuisée par les fatigues de la guerre, du vin et de la jouissance. « A l'égard de la guerre, dit celui-ci, le prince Eugène a fait vingt et une campagnes, et il est mort à soixante-dix-huit ans ; quant au vin, le marquis de Brancas buvait par jour six bouteilles de champagne, et il est mort à quatre-vingt-quatre ans. — Oui, mais le coït? reprit le prince. — Madame votre mère..., répondit Beaumarchais (la princesse était morte à soixante-dix-neuf ans). — Tu as raison, dit le prince; il n'est pas impossible que j'en revienne. »

*
* *

Prosper Lambertini, Benoît XIV, était naturellement gai; il prenait quelquefois son médecin même pour l'objet de ses plaisanteries. Lusini, c'était le nom du docteur, y donnait assez souvent lieu par une passion poussée à l'excès pour la géographie. Le Saint-Père aimait beaucoup le cardinal Gaëtano, affligé d'une maladie fort incommode. Le pape avait trouvé une expression qui lui sauvait, lorsque Gaëtano venait lui faire sa cour, le désagrément de lui demander comment allaient ses hémorroïdes :

« En quel état est votre mappemonde ? » lui
demandait-il. « Docteur, dit un jour Benoît XIV
à Lusini, vous croyez connaître toutes les cartes
singulières ; eh bien ! vous n'avez sûrement rien
vu de comparable à la mappemonde que possède
le cardinal Gaëtano. — Est-il possible ? s'écria le
médecin géographe. En vérité, je ne savais pas
que Son Éminence eût un trésor semblable. —
Oh ! répliqua le Saint-Père, le cardinal n'a que
cette mappemonde, mais ce n'en est pas moins
une fort belle chose à voir, et je vous en réponds. Volez dans ce moment chez lui, et de-
mandez-lui de ma part le plaisir de la bien
examiner. » Le docteur court à l'instant chez
l'Éminence, et s'annonce au nom du pape, en
expliquant le motif de sa visite. Le cardinal était
au lit, et souffrait beaucoup. « Que Sa Sainteté
est bonne ! s'écria-t-il, et comment pourrai-je
jamais reconnaître tant d'attention ? » Alors Gaëtano s'arrange derrière ses rideaux, les soulève
ensuite, et étale aux yeux de l'amateur la mappemonde la plus fournie, la plus arrondie, la
plus singulière qui existât dans Rome. A cette
vue, Lusini demeure pétrifié. « Eh bien ! docteur, lui dit le cardinal, faites donc librement
votre examen, et allez rendre compte au pape
de l'état déplorable où je me trouve. » Lusini,
outré du tour qu'on lui a joué, n'en veut pas
entendre davantage, retourne furieux au palais
du pontife, et l'accable de reproches. Le pape en
rit jusqu'aux larmes.

EMPLOI MÉDICAL DE LA PIÈCE DE DIX SOUS

—

Elle est là, triomphante, sur la tablette de ma cheminée. Ah! mais qui donc a donné à la pécore l'audace de se produire ainsi?

Hélas! deux fois en un mois j'ai subi cet affront; et puisque ceci tourne en habitude, il faut bien prévenir les confrères.

Deux fois donc un client fort bien mis, avant de sortir, a feint de prendre, au hasard, dans son porte-monnaie. Deux fois, moi, vieux praticien, j'ai eu la sotte candeur de ne pas jeter sur ce qu'il déposait un regard à la dérobée. Et deux fois on m'a soustrait ainsi, de bon compte, *neuf francs cinquante centimes.*

Admirez l'ingéniosité du tour et la somme de respect humain qu'il décèle. « Le docteur croira à une inadvertance, se dit ce client-là : mais il est trop délicat pour m'en reparler à la prochaine visite… si j'y retourne! »

(Lyon médical.)

UNE MAUVAISE PLAISANTERIE

—

Un mystificateur du genre Romieu sonne

hier, au milieu de la nuit, chez un pharmacien et lui demande... pour deux sous de pommade de concombre.

Le pharmacien lui reproche, dans les termes les plus vifs, de le déranger, à pareille heure, pour si peu.

— Ah! c'est comme cela, dit l'autre d'un air blessé, eh bien! je n'en veux pas... j'aime mieux aller chez un autre.

**

LA JAMBE DE BOIS

—

Un officier fameux par ses exploits
Portait toujours bottée une jambe de bois.
La bataille se livre et le gros canon gronde,
Le plus brutal boulet, en moins d'une seconde,
A la jambe de bois livre un soudain assaut,
En l'air elle ne fit qu'un saut.
Quelqu'un criait à perdre haleine :
« Vite un opérateur. — Non, dit le capitaine,
C'est un menuisier qu'il me faut. »

(La Chronique de Soulac.)

**

SYSTÈME DE COMPENSATION

—

Deux *carottiers* se présentent à la visite du major. L'un se plaint de diarrhée, l'autre du contraire.

Le major se lève gravement, leur prend la main, et d'une voix paternelle :

— Cela ne sera rien, mes amis, arrangez-vous tous les deux !

**

LA VIEILLE SERINGUE

—

Un étameur fondait une vieille seringue
    Pour étamer de vieux couverts.
Je passais avec Mas, que le bon sens distingue,
    Et je lui récitai ces vers :
« Vanité, vanité, grandeur et décadence !
    Bien mal ici-bas tout finit. »
— Mais non, répliqua-t-il, puisque tout recommence
    Et, grâce au progrès, rajeunit
Pour un meilleur destin ; témoin cette aventure :
    Ce qui pénétrait par le bas
Entrera désormais par une autre ouverture,
    Et l'étain ne s'en plaindra pas. »

TUJAGUE.

**

LE SQUELETTE DE L'OPÉRA

—

Il y avait, — et il y a peut-être encore, — parmi les accessoires de l'Opéra, un squelette, mais un squelette véritable. Il figurait au second acte du *Freyschütz*, pendant la scène de l'évocation infernale.

Nestor Roqueplan, qui a été directeur de ce théâtre, en a raconté la légende :

12.

En 1786, un jeune homme de dix-huit ans, nommé Boismaison, faisant partie des élèves surnuméraires de l'école de danse à l'Opéra, devint amoureux d'une demoiselle Nanine Dorival, élève comme lui de cette école.

La demoiselle enflamma par ses coquetteries la naïve passion de son camarade, et lui donna des espérances jusqu'au jour où elle s'éprit des belles moustaches d'un sergent-major, commandant le poste des soixante gardes françaises qui faisaient le service de l'Opéra.

Boismaison vit son malheur, le jugea irréparable, et ne songea plus qu'à la vengeance.

Un soir, il attendit après le spectacle le passage des gardes françaises et alla résolument prendre à la gorge son heureux rival.

Mazurier — c'était le nom de ce sous-officier — eut d'abord l'idée de tuer sur place son agresseur; mais sa jeunesse et sa petite taille firent sourire le galant soldat.

Sur son ordre, trois hommes détachèrent les bretelles de leurs fusils, attachèrent le jeune furieux et le déposèrent sous le péristyle de l'Opéra, où il passa la nuit ainsi garrotté.

Le lendemain, de grand matin, le gardien de la salle trouva le pauvre amoureux, qui avait fait de vains efforts pour se délier, et apprit de lui l'aventure. Ce brave homme en rit beaucoup et ne manqua pas d'en égayer tout le théâtre.

Boismaison, après les souffrances de cette nuit de torture et les railleries de ses bons camarades, eut la fièvre, se mit au lit, et mourut après avoir fait un testament par lequel il léguait son corps à M. Lamairan, médecin attaché à l'Opéra, et qui avait un cabinet dans le théâtre même, pour être, après sa mort, près de celle qu'il avait tant aimée.

L. LOIRE.

QUIPROQUO

—

Le docteur X... déjeunait tous les jours au café R...

Un matin il arrive et à son approche le garçon se lève péniblement.

— Est-ce que vous avez des hémorrhoïdes, mon ami? demande le docteur.

— Je ne sais pas, Monsieur. Je vais voir à la cuisine s'il en reste.

DÉSAUGIERS

—

Le joyeux chansonnier, atteint de la maladie à laquelle il a succombé, disait à son camarade Brazier, avec la bonne humeur qui lui était habituelle :

— Comment se fait-il qu'on me jette la

« pierre », à moi qui n'ai jamais fait de mal à personne?

Il chansonna son mal pendant l'opération de la lithotritie. Le lendemain il écrivait à son ami :

« Je suis à la fin de ma « carrière ».

Il disait vrai, mais il se faisait illusion. Des symptômes graves s'étant manifestés, il fallut recourir à l'opération de la taille. Désaugiers s'y résigna avec courage, et prêt à se livrer aux chirurgiens, des mains de qui il ne devait pas sortir vivant (1).

E. COLOMBEY

(*Les Originaux de la dernière heure*).

* *

UN AVEU

—

Une maison connue étoit toute en rumeur,
Voisins, gardes, servants invoquoient saints et saintes ;
La dame du logis sentoit de la douleur
Pour accoucher. Falloit entendre ses complaintes !
    Falloit voir les soins de l'époux,
    Mais très époux et portant mine
    D'un être débonnaire et doux !
Aux moindres cris il conjuroit Lucine
    De regarder en pitié
    Sa moitié.

(1) Il fit pour lui-même l'épitaphe facétieuse que nous avons reproduite dans la *Médecine littéraire et anecdotique*, page 155.

La maligne femelle
Crioit encore de plus belle.
L'accoucheur actif travailloit,
Et l'époux benin sanglottoit.
Assez souvent on compte sans son hôte;
Vous allez voir : « Mon cher petit mari,
Dit la femme souffrante au bonhomme attendri,
Ah! ne pleure pas tant, va; ce n'est pas ta faute. »

(EXTRAIT des *Essais historiques, littéraires et critiques
sur l'art des accouchements*, par SUE, prévôt du
collège Saint-Côme, 1779.)

*
* *

UN CONCOURS AQUATIQUE

—

Plusieurs camarades du Dr X... se portaient
candidats pour la même place vacante à l'Académie; ils venaient solliciter l'appui de leur
protecteur, qui leur tint à peu près ce langage :

— Vous me voyez, mes amis, dans le plus
grand embarras; je vous ai tous en aussi haute
estime, et tous vous avez les mêmes titres à ma
bienveillance et au fauteuil que vous ambition-
nez. J'ai donc imaginé un subterfuge. Ceci dit,
il fit apporter un seau rempli d'eau et y jeta
une pièce de cinq francs. Celui, ajouta-t-il, qui
retirera cette pièce de monnaie, sans autre secours que les dents et sans se mouiller la
figure, aura ma voix.

Grande consternation dans le camp des solli-
citeurs, qui s'avouent tous vaincus, à l'exception
d'un seul, le docteur P... Celui-ci se penche sur

le seau et reste un quart d'heure dans la position que Gérôme a donnée à ses fameux ambassadeurs japonais devant l'Empereur; puis il rapporte la pièce d'argent entre ses dents, à la grande stupéfaction de ses concurrents cherchant la clef de ce mystère.

Il avait bu l'eau! — Quelle capacité!

Dr WITKOWSKI (Nos médecins).

*
* *

NOUVELLES A LA MAIN

—

Une nourrice qui se trouvait hier dans l'omnibus de Belleville, a été tellement secouée par les cahots de la voiture et d'un sapeur, que lorsqu'elle a voulu donner à téter à son enfant le lait ne coulait plus.

C'était du beurre!!!   (*Tam-Tam.*)

*
* *

— Un père avare conduisit son fils chez un médecin.

— Cet enfant-là est anémique, lui dit le docteur. Il lui faut des toniques : côtelettes, gigot de mouton, filet de bœuf, poisson de mer, etc.

Au mot « poisson de mer », la figure de l'avare, qui s'était singulièrement assombrie, s'éclaira comme par enchantement.

Il emmena son fils, en promettant au médecin

de se conformer à l'ordonnance. Et, depuis ce
our, il lui donne, à chacun de ses repas... une
sardine !

(Le grand Almanach de Dupont.)

*
* *

Un de nos médecins les plus savants — et
les plus spirituels — terminait dernièrement de
la façon suivante une lettre à un de ses clients,
qui est un peu malade imaginaire :

« A bientôt. Et croyez à la sincérité de mon
affection, comme je crois au peu de gravité de
la vôtre. »

*
* *

— Docteur, vous mangez du foie gras et vous
m'avez dit l'autre jour :

« J'ai l'estomac dans le même état que le
vôtre, donc je connais votre cas. Si vous voulez
vous guérir, ne mangez pas de foie gras. »

— C'est vrai, je vous ai dit tout ça, mais...
moi je ne veux pas me guérir.

(Le Figaro.)

*
* *

Un député fort remuant tombe malade, et
son valet de chambre court chercher un médecin. Au retour : « Je n'ai point trouvé le
Dr C..., mais le Dr D... s'est offert, et m'a dit que
si Monsieur avait besoin de son ministére... »

Le député ent'rouvrant les yeux soupire d'une voix faible : « Un ministtère ? J'accepte. »

(Le Charivari.)

*
* *

Un chirurgien, mandé par une mondaine rès répandue, est sur le point de lui ouvrir un clou malencontreusement placé.

— Ah! docteur, fait-elle, tâchez que l'opération ne laisse pas de traces : les cicatrices, c'est si voyant !

*
* *

Necker, après avoir été ministre, racontait ce qui suit : « Un fonctionnaire était ici, réclamant la succession d'un préfet agonisant. C'est affaire entendue, lui dis-je, mais laissez-moi attendre, pour vous donner une assurance formelle, la mort du malheureux, qui ne tardera guère, car il a une phthisie galopante...

— Galopante, Monsieur le ministre ? En êtes-vous sûr ? J'ai peur qu'elle trotte seulement. »

*
* *

Un professeur de l'École de droit, qui a la réputation de faire le vide autour de sa chaire, disait à son médecin :

— Docteur, je suis malade, très malade... Je ne dors pas ; et ma femme prétend que je m'écoute.

Le docteur avec bonhomie :

— Votre femme ne sait ce qu'elle dit. Si vous vous écoutiez... vous dormiriez.

*
* *

Au lieu de couper les cors d'une dame qui, dans le cas présent, ne pourra que nous savoir gré de ne pas la nommer, le pédicure tire de sa trousse un bâton de pierre infernale.

— Ah ! lui dit la dame en question... il paraît que vous êtes pour la crémation !

*
* *

Un médecin de campagne, qui connaît son paysan sur le bout du doigt, soignait un vieux fermier fort avare, auprès duquel il avait été déjà appelé quelques mois avant. Or, le cas exigeant un médicament qui coûtait assez cher :

— Il ne voudra jamais prendre une médecine de ce prix-là, lui dit la femme du bonhomme.

Le médecin, après un moment de réflexion :

— Eh bien ! vous lui direz que c'est un reste de la dernière fois !

(Le Figaro.)

*
* *

CHARADE

—

— Mon premier est ce que M. Rouher disait

à l'Empereur en lui présentant une députation d'Ajaccio.

Mon second est ce que dit une mère à son enfant pour l'endormir.

Mon tout est un dépuratif puissant.

— M. Rouher a dit à l'Empereur : « *Sire, oh ! des Corses !* »

La mère a dit à son enfant : « *Dors, ange à mère !* »

Le tout est donc : *Sirop d'écorces d'oranges amères.*

**
* **

QUELQUES COMBLES

— *Le comble de l'habileté :* Donner un lavement à une nouvelle sans fondement.

— *Le comble de l'athéisme :* Ne boire que de l'eau, parce qu'il y a un dieu pour les ivrognes.

— *Le comble de l'oculistique :* Opérer la cataracte du Niagara.

— *Le comble de l'ironie :* Offrir à une négresse un clyso à musique qui ne joue que l'ouverture de la Dame blanche !

— *Le comble d'un bon estomac :* Dévorer un affront.

— *Le comble de la naïveté pour un pharmacien :* Croire que le valérianate de zinc se fabrique au Mont-Valérien.

— *Le comble de l'astringence :* Empêcher le perchlorure… de faire.

**

HYGIÈNE DE LA DIGESTION

—

L'excès ou le manque d'exercice portent une atteinte profonde à la digestion, tandis que l'exercice modéré l'entretient et la fortifie. Ce n'est point une chose nouvellement découverte que cette corrélation, elle a été sentie à toutes les époques. Le roi de Perse qui voulut goûter le brouet des Spartiates n'en eut pas plus tôt perçu l'impression,

Qu'il rejeta bientôt la liqueur étrangère.
« On m'a trahi, dit-il, transporté de colère :
— Seigneur, lui dit le cuisinier tremblant,
Il manque à ce ragoût un assaisonnement.
— Et d'où vient ? avez-vous négligé de l'y mettre ?
— Il y manque, seigneur, si vous voulez permettre,
La préparation que vous n'emploirez pas :
L'exercice, et surtout les bains de l'Eurotas. »

Dr Paul Gaubert.

**

PHYSIOLOGIE DES GARDE-MALADES

—

Un de nos amis tombe malade, une vieille affreuse compagnonne prend place à son chevet.

La première nuit le malade ne ferme pas l'œil, la garde est d'une humeur épouvantable; elle semble inquiète, irritée.

On dirait qu'il lui manque quelque chose...

Un matin l'horrible vieille dit à son client :

— Monsieur, je m'en vas.

— Comment, vous vous en allez!

— Oui, monsieur, je n'aime pas à soigner les malades qui se retiennent d'avoir le délire pour surveiller leur garde!

(Le Voltaire.)

*
* *

DIALOGUE

—

— Docteur, je m'ennuie.

— Il faut voyager, chère madame.

— A quoi bon? Mon mari m'accompagne.

VARIANTE

— Docteur, je suis bien malade, j'ai mal aux nerfs... enfin je m'ennuie !

— Mon Dieu, madame, vous avez besoin de changer...

— Oui, docteur, c'est cela.

— Eh bien! il faut faire voyager... votre mari.

* *

L'HYDROTHÉRAPIE

—

Air de *Nostradamus*

Depuis longtemps, disciples d'Hippocrate,
De noirs poisons vous me gorgiez en vain ;
C'est trop souffrir ! Je me fais hydropathe,
Et je renonce à l'usage du vin.
Vous en rirez, amis de la bouteille !
De l'eau, de l'eau ! Voilà mon seul espoir !
J'ai trop fêté le doux jus de la treille !
Je bois de l'eau (*bis*) du matin jusqu'au soir !

Quand l'aube à peine éclaire ma demeure,
Par un servant je suis emmaillotté,
Sous un duvet pendant une grand'heure,
Pour transpirer je reste empaqueté ;
Puis tout suant dans un bain froid je plonge ;
Je prends la douche, ou dans l'eau vais m'asseoir ;
Enfin mon sort est celui de l'éponge
Qui boit de l'eau (*bis*) du matin jusqu'au soir.

Contre les maux de l'humaine nature
On a cherché longtemps, mais sans succès,
Un sûr remède. Eh bien ! prenons l'eau pure
La panacée aux merveilleux effets.
Plus de Quina, de Séné, de Molène !
Des pharmaciens narguons le faux savoir,
Aux frais ruisseaux du château de Longchêne (1)
Buvons de l'eau (*bis*) du matin jusqu'au soir.

Accourez donc infortunés malades
Que vos docteurs ne peuvent pas guérir ;

(1) Établissement hydrothérapique où séjournait l'auteur
de la chanson.

Là vous ferez de longues promenades,
Votre appétit ne pourra s'assouvir.
En quelques jours la nouvelle Jouvence
Portera fin à votre désespoir
A son courant, vrai type d'abondance,
Buvez de l'eau (*bis*) du matin jusqu'au soir.

Vous qui souffrez de quelque névralgie,
Buvez de l'eau, votre mal passera ;
La faim, la soif, la fièvre et l'anémie,
A ses effets rien ne résistera.
Il ne faut pas l'avaler goutte à goutte ;
Que votre cou soit un vaste entonnoir :
Buvez de l'eau, vous n'aurez pas la goutte,
Buvez de l'eau (*bis*) du matin jusqu'au soir.

Dans l'eau, depuis que je nage sans cesse,
Je ne mens pas, ce n'est pas un canard,
Le coloris de ma fraîche jeunesse
Est revenu ; plus n'ai besoin de fard,
O vous, messieurs, qui de ce frais régime
Sentez en vous le vivifiant pouvoir,
Chantez en chœur ce remède sublime,
Et buvez-en (*bis*) du matin jusqu'au soir !

G. D.

*
* *

DISTRACTION DE PEINTRE

Un de nos plus célèbres paysagistes mande son docteur pour sa femme, affligée d'une bronchite.

Le praticien lui dit : « Trempez tantôt un pinceau dans de l'iode et badigeonnez le dos de madame. »

Le soir venu, le peintre s'arme d'un pinceau et exécute la prescription du médecin; mais son tempérament d'artiste l'emporte sur sa conscience d'infirmier. Au lieu d'y aller franchement, il ébauche avec soin un paysage dont il soigne les lointains et les premiers plans;   penche la tête comme devant son chevalet, fait quelques retouches à la rivière de gauche, plaque quelques taches vigoureuses dans le bouquet d'arbres de droite.

Cependant,   sa femme   trouve l'opération longue.

— Mais, mon ami, tu n'en finis pas!

— Plus qu'une seconde, je signe et j'envoie chez l'encadreur!

(Le Gil-Blas.)

*
* *

UNE MALADIE DE MAGISTRAT

—

— Docteur, cela ne va pas, disait à son médecin M. X..., conseiller à la Cour de Paris.

— Voyons!... le pouls est bon, la langue est convenable.

— Oui, mais ça ne va pas.

— L'appétit?

— Très bon.

— Le sommeil?

— Nous y sommes, c'est le sommeil... Figurez-vous, docteur, que depuis quelque temps j'ai des insomnies... à l'audience.

**

ÉNIGME

—

« Je suis un invisible corps,
Qui de bas lieu tire mon être ;
Et je n'ose faire connaître
Ni qui je suis, ni d'où je sors.
Quand on m'ôte la liberté,
Pour m'échapper j'use d'adresse,
Et deviens femelle traîtresse
De mâle que j'aurais été. »

Rien n'est plus singulier que cette énigme-là,
Il faut avoir bon nez pour deviner cela.

BOURSAULT.

**

SUR LES MAMELLES

—

..... Au point de vue plastique, les mamelles ont une certaine importance ; aussi J.-J. Rousseau a-t-il dit qu'une jeune femme sans gorge est un garçon manqué. « Bien proportionnées, écrit Dionis, les mamelles sont un des principaux ornements des femmes, particulièrement lorsqu'elles sont accompagnées d'une gorge bien taillée, et recouverte d'une peau fine : il faut aussi qu'elles soient blanches, rondes et médiocrement séparées dans leur milieu ; qu'elles aient un mamelon vermeil et point trop gros; qu'elles ne soient point placées ni trop haut, ni trop proches des aisselles, et enfin qu'elles ne soient ni trop grosses, ni pendantes; voilà les conditions qu'elles doivent avoir pour être belles, et pour être propres à inspirer de l'amour. »

De tout temps, en effet, les mamelles ont été considérées comme un des principaux attributs de la beauté; c'est pourquoi la plupart des femmes mettent une certaine recherche à en laisser voir ou plutôt deviner les contours. Déjà saint Chrysostôme s'élevait avec véhémence, mais sans succès, contre l'habitude que les femmes de son temps avaient de se décolleter. De nos jours, les Espagnoles mettent moins de soin à cacher leur poitrine que leur pied, qui, cependant, est petit et bien cambré. De même les musulmanes préfèrent laisser voir leur gorge que leur figure. En France, la mode de se décolleter date de loin. Isabeau de Bavière, femme de Charles VI, se montrait jusqu'à la ceinture, et un tableau de la collection Lachnicki nous représente Diane de Poitiers, maîtresse de Henri II, nue jusqu'aux hanches.

Du reste, nos souverains ne dédaignaient pas la vue des belles épaules. Louis XV disait au marquis de La Fare que la gorge est toujours la première chose qu'il faut regarder chez la femme. Louis XVIII faisait des seins de Mme de Cayla un usage tout particulier : il y déposait son tabac pour y renifler.

Quant à Louis XIII, contrairement aux princes de sa race, il ne pouvait, comme Tartufe, souffrir la vue d'un sein découvert. Un jour, il eut recours à des pincettes pour prendre un billet caché dans le corset de Mlle de Lafayette. Une autre fois, dans un voyage que fit ce prince à Poitiers, il y eut un grand couvert. Louis XIII, voyant à ses côtés le sein d'une jeune personne, en fut tellement indigné qu'il enfonça son chapeau sur ses yeux et les tint baissés pendant tout le reste du dîner. Le dernier verre que le prince but, il retint une gorgée de vin dans sa bouche et lança cette réserve sur les appas indiscrètement exposés. La pauvre fille sortit toute confuse et s'évanouit dans la pièce voisine. Un écrivain jésuite, le P. Barri, en rapportant cette anecdote, assure que « cette gorge découverte méritait bien cette gorgée ».

Dr WITKOWSKI (*La Génération humaine*).

**
* *

COMMENT VOLTAIRE

NOMMAIT LES VIEUX APPAS

—

Une dame, fort vieille et très coquette, rendit une visite à Voltaire. Le châtelain de Ferney, jetant des regards indiscrets sur la gorge découverte de la dame, lui tint quelques propos galants.

— Comment, monsieur de Voltaire, s'écriat-elle avec une surprise affectée, est-ce que vous songeriez encore à ces petits coquins-là?

— Petits coquins! reprit avec vivacité le malin vieillard, dites de grands pendards, madame.

Louis Loire (*Bibliothèque des Curieux*).

**

NAPOLÉONIANA (1)

—

ÉCHO DU BLOCUS CONTINENTAL

En 1814, pendant la campagne champenoise, Napoléon entra subitement chez un médecin de campagne qu'il trouva faisant griller du café : « Comment! lui dit-il, vous faites usage d'une marchandise prohibée?

— Aussi, voyez-vous, Sire, je la brûle. »

**

HALLUCINATION

En 1806, le général Rapp, de retour du siège de Dantzig, ayant besoin de parler à l'Empereur,

(1) Voir la *Médecine littéraire et anecdotique*, pages 170, 177, 223 et 255.

entra dans son cabinet sans se faire annoncer. Il le trouva dans une préoccupation si profonde, qu'à son arrivée il ne fit aucun mouvement. Le général, le voyant toujours immobile, craignait qu'il ne fût indisposé; il fit du bruit à dessein. Aussitôt Napoléon se retourna, et, sans aucun préambule, saisissant Rapp par le bras, il lui dit en lui montrant le ciel : « Voyez-vous, là-haut? » Le général garda le silence; mais, interrogé une seconde fois, il répondit qu'il n'apercevait rien. Quoi! reprit l'Empereur, vous ne la découvrez pas? Elle est devant vous brillante; et s'animant par degré, il s'écria : « Elle ne m'a jamais abandonné; je la vois dans toutes les grandes occasions : elle m'ordonne d'aller en avant, et c'est pour moi un signe constant de bonheur. » M. Passy qui tenait cette anecdote de Rapp lui-même, l'a racontée devant moi à M. Amédée Thierry, lors de la communication que fit ce dernier à l'Académie des sciences morales et politiques, de ses intéressantes recherches sur la vision de Constantin.

A. Brierre de Boismont.

**

AVENTURE DU CHIRURGIEN MOUTON

Ce chirurgien logeait, avec le général Dorsenne et quelques colonels, dans une jolie maison de plaisance appartenant à la princesse de Lichtenstein. Un vieux concierge allemand,

brusque et fantasque, avait cette maison sous sa
garde, et ne servait qu'avec répugnance les
officiers français. On lui demandait en vain du
linge pour la table et pour les lits ; il faisait la
sourde oreille. Le général écrivit à la princesse,
qui, sans doute, donna des ordres, mais qui ne
fit pas de réponse. Dans un souper où le punch
avait succédé au vin du Rhin, on reproche à
l'amphitryon le peu de propreté du linge qu'il
offre à ses convives. Il s'excuse sur l'économie
du concierge, et sur le peu de courtoisie de sa
maîtresse. Il ne faut pas souffrir cela, s'écrie-t-on
en chorus ; il faut rappeler à l'ordre cette hôtesse
incivile : allons, Mouton, sois notre interprète.
Vite à l'ouvrage ; fabrique-nous force épigrammes,
et apprends à cette princesse de Germanie que
nous devons chez elle être dans de beaux draps.
Mouton ne se fait pas prier : dans sa verve
alcoolique, il écrit la lettre la plus ordurière, la
plus injurieuse, telle que, dans le carnaval, on
n'oserait l'écrire à la plus abjecte des prostituées.
L'épître est envoyée, remise et lue. La princesse
ne peut concevoir une pareille audace. Elle
doute encore, en voyant au bas de cet écrit le
nom et les qualités du coupable. Dans son
indignation, elle se rend chez le général An-
dréossy, gouverneur de Vienne pour les Français, et lui demande vengeance. Le général
monte à l'instant en voiture vient à Schœn-
brunn, arrive au milieu de la parade, perce les
rangs, va droit à l'Empereur, et lui remet la

lettre atale... L'Empereur lit, recule un pas; et, se retournant vers le grand maréchal, ordonne qu'on fasse approcher le chirurgien Mouton. Son courroux éclate dans ses yeux; jamais physionomie n'exprima la colère d'une manière plus terrible. Tout le monde tremblait pour l'auteur de la lettre. Mouton s'avance. « Est-ce vous, dit l'Empereur, qui avez écrit cette infamie? — Sire, j'étais ivre; un moment d'oubli... — Malheureux!... Vous mériteriez que je vous fisse fusiller sur la place... Insulter lâchement une femme. — Sire, je suis coupable et bien repentant. Daignez penser à mes services; j'ai fait dix-huit campagnes, je suis père de famille. — Qu'on l'arrête! qu'on lui arrache sa décoration! qu'on le juge dans les vingt-quatre heures... » Puis, se tournant vers les généraux : « Lisez, messieurs, voyez comme ce polisson traite une princesse, au moment où son époux négocie avec nous de la paix. » Pendant ce temps, le colonel de la gendarmerie emmenait Mouton, qui lui avait remis son épée.

Immédiatement après la parade, M. Larrey et le général Dorsenne courent chez la princesse de Lichteinsten, lui rendent compte de la scène qui s'est passée, lui font d'humbles excuses au nom de la garde impériale, lui peignent le repentir sincère du prisonnier, et la conjurent de ne pas déshonorer, de ne pas perdre un homme que l'armée chérit, et dont les talents distingués sont la seule ressource de sa famille.

La princesse, touchée de cette démarche, écrit
à l'Empereur pour le remercier de sa justice, et
pour lui dire que, satisfaite et reconnaissante de
la réparation qu'elle a obtenue, elle le conjure
de pardonner l'outrage qu'elle a reçu. Napoléon
ne répond rien et paraît toujours irrité : nouvelle instance des officiers et généraux de la
garde auprès de Mme de Lichteinsten. Cette
femme sensible s'alarme réellement des suites
de sa plainte. Ce n'est plus une lettre qu'elle
écrit à l'Empereur : c'est un placet qu'elle lui
adresse. Elle le termine par cette phrase tou-
chante : *Sire, je vais me prosterner au pied des
autels, et ne m'en relèverai que lorsque j'aurai
obtenu du ciel la clémence de Votre Majesté*. Une
pareille prière ne devait pas être rejetée ; mais la
grâce ne fut pas entière ; Mouton fut condamné
à garder pendant un mois les arrêts forcés.

X... (*Voyage en Autriche*).

*
* *

LE MÉDECIN-CANON

—

Le Dr X... a un surnom bizarre ; on l'appelle
« le canon du Palais-Royal ». Un de nos amis
vient d'avoir l'explication de ce qualificatif. Il
se présente un jour chez le docteur et sonne ;
une bonne vient lui ouvrir.

— M. le Docteur, s'il vous plaît ?

— Il n'est pas là, répond la soubrette, Monsieur part tous les jours à midi.

* *

UNE POINTE

—

Quelqu'un disait au docteur Ricord, en parlant d'un charlatan bien connu :

— On m'a affirmé qu'il n'était même pas médecin.

— Comment ! pas médecin ? répondit le caustique docteur ; il ne parle pas depuis cinq minutes qu'il a déjà guéri tous ses auditeurs de l'envie de l'écouter.

* *

QUATRAINS MÉDICAUX

DU Dᵣ CH. BRAME

—

LE CERVEAU DE L'HOMME

A l'inerte moteur, c'est le feu, c'est la flamme,
Qui prêtent la puissance avec le mouvement ;
A l'inerte cerveau, c'est la chaleur de l'âme
Qui prête la pensée avec le sentiment.

LES EMPOISONNEURS PUBLICS

Ces fabricants de vin, de liqueur et de bière,
Plus cruels que Médée, et Locuste, et Voisin,
Énervent sans pitié la famille ouvrière :
De poisons lents et sûrs ils tiennent magasin.

LA SOURCE

Les Grecs et les Romains adoraient la Naïade ;
Ce culte s'est transmis sous un moderne aspect ;
La source vive et fraîche est *benoîte* au malade ;
C'est un présent divin, bien digne de respect.

LE DANDY AUX EAUX

Un beau vient à la source en brillant équipage,
Il dépense en vingt jours trois mois de revenu ;
Et ce prodigue d'or, de luxe et de tapage,
S'en retourne épuisé, comme il était venu.

LA SOCIÉTÉ PROTECTRICE DE L'ENFANCE

Aux mercenaires mains d'une indigne nourrice,
Meurt, innocent martyr, l'enfant abandonné ;
Une association sagement protectrice,
Restitue une mère au pauvre nouveau-né.

*
* *

LE PHILTRE D'AMOUR

VIEILLE HISTOIRE

—

Le train les emportait vers les rives fortunées
de la Manche, grande vitesse. Ils étaient seuls
dans un wagon de première classe. Lui, gommeux de vingt-cinq ans, tenue élégante de
voyage, frisait sa moustache musquée dans ses
doigts gantés frais. Elle, femme rondelette, jolie
avec opulence, étalait en face de lui, sur l'autre
banquette, ses charmes déjà mûris. Telle la

pêche veloutée, à la fois pâle et rougissante, n'attend plus que la main du pêcheur.

Le monsieur, quand la dame était entrée, avait jeté son cigare par la portière, ennuyé de l'arrivée de cette gêneuse dont la présence l'empêchait de fumer. Mais il n'avait vu que le chapeau; quand sa voisine se fut assise, sous le chapeau il vit une jolie figure, sous les fleurs il vit un fruit, et ses instincts tapageurs et... démolisseurs se réveillèrent. Ses dents blanches s'aiguisaient à l'idée de mordre dans cette chair si parfumée et si rose de fruit mûr. Il cherchait en ce moment à nouer la conversation, et son esprit de Lovelace passait en revue toutes les phrases galantes qui composaient son répertoire.

La dame l'avait regardé : sans le trouver « à croquer », elle lui avait reconnu une mine distinguée, ce qui l'avait rassurée, dissipant un peu sa frayeur de se trouver seule, en wagon, avec un inconnu.

Le monsieur allait, pour commencer par quelque chose, lui offrir son journal, lorsqu'elle ouvrit son sac, un sac mignon embaumant le cuir de Russie.

Elle en tira une petite fiole en cristal taillé, du plus joli travail, et, après l'avoir débouchée soigneusement, elle la porta à ses lèvres et sembla déguster la liqueur qu'elle renfermait; bientôt, ses yeux s'ouvrirent plus grands, sa poitrine sembla plus libre, sa respiration prit un rythme plus régulier dans son harmonie; en un mot, toute sa riche personne sembla profiter du breuvage régénérateur et mystérieux.

— Qu'est-ce qu'elle peut bien boire là? se demanda son compagnon, ça doit être une eau minérale.

Il se répéta à lui-même une de ces phrases abracadabrantes qui ouvrent la conversation par un feu roulant de mots d'esprit, et il allait enfin l'envoyer à bout portant à sa gracieuse voisine, lorsque celle-ci prit encore son petit flacon et le porta de nouveau à ses lèvres.

— Ça doit être superlativement bon! Elle est gourmande, se dit notre don Juan; alors il ne serait pas bête de lui offrir quelques fondants que j'ai justement dans ma valise; un de plus, deux de moins, Minetta n'y verra que du.... sucre.

Et il débouclait sa valise, lorsque la dame puisa une troisième fois à sa petite fontaine de Jouvence.

— Sapristi! c'est une éponge que cette femme-là! Ça doit être de l'ambroisie, pour le moins... Mais c'est une drôle de manière de boire... Moi, j'aurais un verre de Bohême.

Le soleil brûlant élevait la température du compartiment, la chaleur devenait suffocante et empourprait les joues de la voyageuse qui semblait accablée de fatigue.

— Elle va se trouver mal... Aussi, elle est trop serrée; je la délacerais bien, si...

Mais le philtre bienfaisant était là pour rafraîchir sa gorge desséchée, et le vif incarnat de ses pommettes redevint du rose tendre.

— Ah! j'y suis, c'est de l'eau de mélisse, pensa le jeune homme; mais non... on n'en fait jamais une telle consommation.

Le sifflet de la locomotive se fit entendre : on entrait sous un tunnel.

De plus en plus intrigué, le jeune homme résolut de connaître enfin le goût du philtre mystérieux, du divin élixir que prisait si fort sa gourmande compagne.

Au moment où, sous la sombre voûte de pierre, l'obscurité se fit tout entière, il allongea la main vers le flacon de cristal, ses doigts enlevèrent le bouchon avec rapidité, et, avidement, il avala une longue gorgée de la liqueur. Il fut aussi prompt à remettre la fiole en place qu'il l'avait été pour la ravir.

— C'est drôle; ça n'a pas grand goût; ça n'est ni bon ni mauvais. Qu'a-t-elle donc à aimer autant cela?

Le jour revint... La dame ne se doutait de rien, puisqu'elle reprit bientôt son flacon chéri et y puisa de nouveau quelques gouttes.

— Madame, risqua alors le monsieur, de plus en plus intrigué, je suis peut-être indiscret, mais vous seriez bien aimable de me dire ce que vous buvez là avec tant de plaisir.

La dame sourit, et répondit d'un air gracieux :

— Monsieur, je ne bois pas; mais souffrant beaucoup d'un asthme, j'ai dû consulter, et le docteur m'a recommandé de cracher dans une bouteille, afin qu'il puisse examiner mes glaires.

(Le Monde plaisant.)

*
* *

CONTRE LE CORYZA (1).

—

— Docteur, j'ai attrapé un rhume de cerveau atroce ; qu'est-ce qu'il faut que je prenne ?
— Plusieurs mouchoirs.

*
* *

L'HYDROSUPATHIE

ou

MÉTHODE NOUVELLE DU TRAITEMENT PAR L'EAU GLACÉE

—

Air : Ça m'est égal.

Adieu, pauvre homœopathie !
Ton système est tombé dans l'eau...
Dans l'eau de l'hydrosupathie,
Qui de ton règne est le tombeau.
Ta dynastie est remplacée,
Tu ne la peux continuer :
Car voici venir l'eau glacée. } *bis.*
Ma parole, ça fait suer.

(1) Voir la *Médecine littéraire et anecdotique*, pag. 17.

Vrai prospectus d'eau de Cologne,
Cette méthode est bonne à tout ;
Elle fait toute la besogne,
Et de tous les maux vient à bout.
Cette fameuse panacée,
Qui n'est bonne qu'à vous tuer,
A pour élément l'eau glacée.
Ma parole, ça vous fait suer. { bis.

Quand le docteur de Germanie
Préconise prises et grains ;
Quand l'homme de la Silésie
Vante l'eau glacée et les bains ;
Et quand leurs partisans extrêmes
Chantent jusqu'à s'exténuer
Les miracles des deux systèmes,
Ma parole, ça fait suer. { bis.

Par ce système, à les en croire,
In æternum on doit aller ;
Mais ce n'est pas la mer à boire,
L'eau que vous faites avaler.
Vous avez beau dire et beau faire,
Vous avez beau vous remuer,
Vous ne ferez que de l'eau claire.
Ma parole, ça fait suer. { bis.

Pour faire suer les malades,
On les couvre de draps glacés ;
D'eau froide ils boivent des rasades,
Ni peu ni trop, mais bien assez.
Par cette méthode nouvelle,
Qui sur nous doit tant influer,
Pour vous échauffer on vous gèle. { bis.
Ma parole, ça fait suer.

Ces deux systèmes à recettes
A mes yeux n'offrent rien de beau ;
Je n'eus pas foi dans les boulettes,
Et j'en ai moins encor pour l'eau.

Je pense un peu comme Grégoire :
Je le dis, dût-on me huer,
Si c'est de l'eau qu'il nous faut boire, } *bis.*
Ma parole, ça fait suer.

Dr RENÉ MOREL.

** **

LE CABINET DU DOCTEUR

—

Le « prince de la science » est sorti, mais il ne doit pas tarder à rentrer.

En attendant son retour, on introduit dans son cabinet un malade de distinction, afin qu'il ait sa consultation avant es autres.

Le malade regarde autour de lui et aperçoit, dans un coin, entre autres ornements appropriés au sanctuaire, un squelette très bien monté, du reste. Cette vue lui donne à réfléchir.

— Diable, fait-il, peut-être un ancien client du docteur !

Et il s'esquive prudemment.

** **

LE COURS

—

L'amphithéâtre est plein, et l'on attend le maître.
Nous sommes là cinq cents, huit cents, mille peut-être,
Auditoire houleux aux grondements soudains,
Échelonnés du haut jusqu'en bas des gradins.

Les uns, étudiants de dix-septième année,
Vétérans du Quartier, la trogne bourgeonnée,
Les cheveux débordant leurs immenses chapeaux,
Piliers assermentés des moins nobles tripots,
Les yeux demi-fermés, la mine goguenarde,
En attendant le cours finissent leur bouffarde.

D'autres, jeunes blancs-becs à peine dégourdis,
S'entre-causent tout bas, timides, interdits,
Devant tout l'inconnu de ces clameurs bruyantes.
Puis, en bas des gradins, quelques étudiantes

A la robe fanée, aux visages lassés,
Qui cherchent, pour rougir des mots trop épicés
Dont on les crible à droite, à gauche, à la volée,
Un peu d'une pudeur dès longtemps envolée.

Et le potin commence, et les cris d'animaux
S'entre-choquent aigus, discordants, infernaux.
L'âne mêle sa voix aux râlements du phoque,
Les chats grondent, le coq jette son hoquet rauque ;
Puis ce sont les roquets dont les abois soudains
Se répondent d'un bout à l'autre des gradins...

Mais silence ! Voici qu'avec un air mystique,
Un grand ténor barbu, grave, entonne un cantique ;
Et tout l'amphithéâtre, ensemble, hurle en chœur :
« Sauvez Rome et la France au nom du Sacré-Cœur !

Tout à coup le larbin apporte l'eau sucrée,
Monsieur le professeur, digne, fait son entrée,
Tout le monde applaudit — c'est l'usage — et le cours
Commence, et, ma foi, dam !... c'est ainsi tous les jours.

PIERRE INFERNAL (*La journée d'un carabin*).

* *

ROUERIE DE PROPRIÉTAIRE

Au dernier terme, deux locataires prenaient possession de deux appartements sis dans la même maison.

L'un a une nombreuse famille.

L'autre est médecin.

En entrant, tous deux ont appris qu'ils payaient plus cher que leurs prédécesseurs.

Hier, ils échangeaient, à cet égard, leurs confidences.

Au père de famille, le propriétaire avait dit :

— Oui, j'ai augmenté l'appartement. Mais songez donc aux avantages : vous avez un médecin dans la maison.

— Au médecin, il a dit :

— Je n'ai augmenté votre appartement qu'à cause des circonstances : vous avez au-dessus de vous un nouveau locataire qui a cinq enfants.

* *

LE PETIT BIEN DE LISE
OU LA MENSTRUATION POÉTISÉE

Air : *Philis demande son portrait.*

Du plus beau des petits endroits,
   Lise est propriétaire :
Son petit bien est à la fois
   Forêt, île et parterre.

On y voit buissons et gazons,
Bois et mille autres choses.
Même, dans ces jolis buissons,
On voit fleurir des roses.

Sur les roses de ce réduit
    Phébus est sans puissance ;
Mais l'astre argenté de la nuit
    Préside à leur naissance.
Lise sait l'instant non trompeur
Qu'elles seront écloses,
Et reçoit toute sa fraîcheur
De l'éclat de ces roses.

Elles ne tiennent rien de l'art,
    Mais tout de la nature ;
Elles brillent loin du regard
    Et naissent sans culture.
Lise, dont l'esprit est prudent,
Et qui n'est point pressée,
Attend, pour arroser le champ,
Que la fleur soit passée.

C'est ainsi que Lise entretient
    Cette île fortunée,
Où le temps des roses revient
    Douze fois dans l'année ;
Mais, n'en déplaise cependant
A leur source divine,
Ces roses-là, pour un amant,
Ne sont pas sans épines.

Conserve ce bien précieux,
    Ce charmant héritage
Lise : ce sont les petits lieux
    Qu'on aime davantage.
Dès longtemps je te l'ai prédit,
Tel est l'ordre des choses :

Si ton domaine s'arrondit,
Hélas ! adieu les roses.

LALLEMAU.

* *

DEUX GROSSESSES MÉCONNUES

—

Médecin des prisons sous le gouvernement de Juillet, notre regretté et respecté confrère le docteur Théodore Perrin faisait son service avec le dévouement et la conscience qu'il mettait en œuvre dans l'accomplissement de tous ses devoirs. Mais il n'avait pas davantage pour cela la faveur de l'Administration, et l'on ne cherchait que l'occasion de le prendre en faute pour donner prétexte à sa révocation.

Un jour, vers 1847, cette occasion parut se présenter, et notre confrère reçut du préfet d'alors, M. Jayr, sa révocation, ainsi motivée de la main même de l'éminent fonctionnaire : « Monsieur le Docteur, vous n'avez pas reconnu que la fille X... était grosse de trois mois. »

A moins d'une année de là, un orage politique trop connu fait une razzia bien autrement complète. Mais c'était le moment de payer ses dettes. Et, à la veille de quitter Lyon, l'ex-préfet Jayr reçut à son tour du docteur jadis dépossédé un billet contenant ces simples lignes : « Monsieur le Préfet, aviez-vous reconnu que « la Révolution de 1830 était grosse de la Ré- « volution de 1848 ? »

*
* *

DISTRACTION HYGIÉNIQUE

—

Le comte de L..., enfermé à la Bastille pour
la même affaire que Mme de Staal, faisait tous
ses efforts pour intriguer au dehors, et, ayant
gagné le chirurgien qui servait aussi d'apothicaire, il prétexta une maladie pour laquelle il se
fit ordonner *deux lavements* par jour. Le régent,
qui entrait dans les moindres détails de ce qui
concernait les prisonniers, examinait les mémoi-
res du chirurgien de la Bastille ; l'abbé Dubois,
qui était présent, se récria sur cette quantité de
lavements. Le régent lui dit en souriant : « Va,
mon cher abbé, puisqu'ils n'ont que cet amuse-
ment-là, ne le leur ôtons pas. »

*
* *

MOYEN POUR GUÉRIR LA MIGRAINE

—

Le chevalier de Brissac disait un jour au duc
d'Orléans :

— Que Votre Altesse veuille bien m'excuser
de ne lui point tenir compagnie ce soir, j'ai la
migraine, je vais boire de l'eau chaude et me
coucher.

— Tu ne pourrais dormir, répondit le régent ;
il faut donner quelque chose à boire à la mi-

graine ; c'est un axiome de l'abbé Chaulieu et
de La Fare. On les croyait ivrognes et gour-
mands, pas du tout : ils étaient sujets à la migraine et s'en guérissaient à table. J'ai ici de la
tisanne de Champagne, nous en boirons en
mangeant un poulet. Tu me feras de la morale,
tu m'ennuieras, je bâillerai bientôt, tu bâilleras
à ton tour, et nous ronflerons en nous mettant
au lit.

Le conseil fut suivi : il était bon.

L. LOIRE.

*
* *

UN TRISTE DÉNOUEMENT (1)

Bisson était à table avec de vieux amis
Pour fêter dignement la naissance d'un fils ;
La soupe était mangée, on versait le madère,
Qui, sous les feux du lustre, illuminait le verre,
Quand soudain entre un homme. Il est à bout de vent ;
Il a forcé l'entrée : « Un horrible accident
« Vient d'arriver, dit-il, au moulin. Un confrère
« Vous attend tout de suite ; il croit qu'il faudra faire
« Une opération. Emportez vos outils. »
Bisson hésite. Au jour du baptême d'un fils
Quitter la table, hélas ! c'est dur ; mais comment faire ?
Tout le monde le presse, et d'ailleurs un confrère
Est là-bas qui l'attend. Il sort tout en pestant,
Ordonne à son *commis* d'atteler à l'instant,
Visite ses couteaux, ses bistouris, sa scie ;
Il prépare ses fils, ses bandes, sa charpie,

(1) Pièce lue par le Dr Dunogier au banquet du journal
le Concours médical.

14.

Prend son chloroforme, et, quand tout est prêt, il part.
Il arrive au moulin, il opère avec art,
Aidé de son confrère ; une heure ou deux il veille
Au chevet du blessé. Tout se passe à merveille.
Mais comme il s'en revient heureux de son succès,
Un gendarme l'arrête et lui fait un procès,
Vu « que la nuit est noire et qu'il est sans lumières ».
C'est le premier accroc fait à ses honoraires.
Mais ce ne fut point là son unique embarras.
D'abord, tout marcha bien. On ne tarissait pas
D'éloges sur son compte, et la jeune meunière
Lui disait que, sans lui, Benoit au cimetière
Serait allé tout *droit*, et que, certainement,
On ne saurait jamais payer par trop d'argent
Un service pareil. Après six mois, l'antienne
Avait baissé d'un ton, et le meunier Étienne,
N'étant plus sous le coup du terrible accident,
Ne se préoccupait plus que de son argent.
Certe, il ne pensait pas à renier sa dette,
Mais la marche tournante était à moitié faite,
Et les feux de jadis pâlissaient au moulin.
Le confrère du cru, Ragot, Normand malin,
Huit ou dix jours après sa dernière visite,
En nature s'était fait régler tout de suite,
Par des achats de paille et de son ; le meunier
Ne se consolait pas d'avoir pour tout denier
Un reçu dans sa poche, et cherchait dans sa tête
A combien monterait le restant de la dette.
« Bisson, se disait-il, pour amputer Benoit
« A mis si peu de temps que, s'il est dit qu'on doit,
« Ce ne pourra jamais être une grosse somme.
« Il est venu cinq fois en tout ; si c'est un homme
« Un peu *consciencieux*, ce ne peut être cher…
« POUR CINQ FOIS ! »   [fier.
                        — Le meunier pourtant n'était pas
Du plus loin qu'il voyait le docteur en tournée,
Il faisait volte-face. A la fin de l'année,
Trouvant monsieur Bisson au détour du chemin,
Ne pouvant l'éviter, il lui tendit la main :
« — Bonjour monsieur Bisson !

        — Eh ! bonjour maître Étienne,
« Comment va-t-on chez vous ?
              — Ça va, mais pas sans peine,
« Et l'on n'a pas sujet d'être toujours content.
« C'est pas comme chez vous, vous gagnez de l'argent.
« — Vous croyez ?
           — Si je crois ? Je le gage et sans peine,
« Beaucoup plus en un jour que moi dans la semaine,
« Et pas d'argent dehors, pas de loyer !
                 « — J'aurais,
« A votre compte, acquis mon diplôme sans frais ;
« Et, voitures, chevaux, maison et domestiques,
« Impôts sous toutes formes et sous toutes rubriques,
« Me seraient donc donnés par surcroît et pour rien ?
« Je suis trop pauvre, hélas ! pour acheter du bien ;
« Mais vous, dès qu'on affiche à vendre un coin de terre,
« En foule on vous voit tous courir chez le notaire,
« Oublieux de nos soins !
              — Dites pas ça pour nous.
« Justement aujourd'hui je m'en allais chez vous,
« Afin de demander ma *petite facture*
« A madame Bisson, quoiqu'elle soit plus dure
« Que vous pour le client.
              — Elle a raison, s'il doit
« Déjà depuis longtemps !
              — Soyez bon pour Benoît.
« Moi je veux bien l'aider, étant très charitable,
« Si de votre côté vous êtes raisonnable.
« Combien lui prendrez-vous ?
              — Cinq cents francs !
               — Cinq cents francs !
« Si vous aviez toujours de pareils accidents,
« Vous seriez millionnaire avant peu. Je vous prie,
« Passez ça pour cinquante.
              — Hein ?... La plaisanterie
« Est mauvaise !
       — Pour cent ?
              — Cent fois non !
               — Mais Benoît...
« Il ne pourra jamais vous payer ce qu'il doit !

« — C'est vous qui le devez, vous êtes responsable, [ble !
« — Responsable, et de quoi s'il vous plaît ? Eh ? que dia-
« Je ne l'ai pas prié de se faire écorcher ;
« D'ailleurs ce n'est point moi qui vous ai fait chercher.
« — C'est trop fort !… Vous pairez.
                                   — Je pairai ?… Si je paie,
« Vous n'êtes pas tout près de voir de ma monnaie ! »
Le Juge de Paix fit tout pour les accorder ;
Il perdit son temps. Il fallut donc plaider.
Étienne, en garçon sage et prudent, vient en ville,
Fait choix pour défenseur d'un avocat habile,
L'intéresse à son sort, dit qu'il n'est pas heureux ;
Qu'il a, depuis un an, nourri le malheureux
Benoît ; qu'il est à bout de dons et de largesses ;
Que jamais au docteur il n'a fait de promesses,
Et qu'il ne lui doit rien. L'avocat, justement,
Avait contre Bisson une assez vieille dent :
Il accepte l'affaire.
                      A l'appel de la cause,
Bisson, trop confiant, plaide lui-même, expose
Les faits tout simplement. Mais son débit est lent ;
Par défaut d'habitude, il ânonne en parlant ;
Une interruption lui fait perdre la tête,
Il bredouille, et l'on rit ; il s'embrouille… et s'arrête.
    L'avocat félicite en deux mots le docteur
De l'opération qui lui fait tant d'honneur,
Et puis, sans plus tarder, vite il entre en matière.
Il conte au tribunal les faits à sa manière,
Les habille à son gré, prouve que l'accident
Est du fait de Benoît, et non de son client.
« — En quoi, dit-il, Étienne est-il donc condamnable ?
« De quel acte imprudent s'est-il rendu coupable ?
« Employait-il chez lui Benoît comme ouvrier ?
« Non, car Benoît n'est pas un homme du métier.
« Benoît est calvanier ; il travaille à la terre.
« Il était au moulin… nous n'en avions que faire.
« Mais il est là, gisant, blessé. Par charité,
« Mon client le ramasse alors. En vérité,
« Le docteur eût mieux fait d'être un peu charitable ;
« Mon client lui montrait un exemple admirable ;

« Il le gardait chez lui, Benoît, un étranger,
« Lui prodiguait ses soins, lui donnait à manger ;
« Pourtant Benoît n'est pas un homme à son service !
« Au malheureux Benoît s'il a rendu l'office
« D'appeler le docteur (ce qui n'est pas prouvé),
« D'un acte d'honnête homme et par tous approuvé,
« Pourquoi donc mon client serait-il responsable ?
« Devait-il donc laisser mourir ce pauvre diable [doit,
« Sans secours ?...On vous doit ?... Mais si quelqu'un vous
« Ce n'est pas mon client ; c'est le blessé, Benoît ;
« Des haillons de Benoît poursuivez donc la vente ! »
    Dans sa péroraison, sa parole éloquente
Exalte du meunier la grande humanité,
Et flétrit du docteur la triste avidité.
Bisson veut protester, mais l'affaire est perdue
Dans l'esprit du public : — « *La cause est entendue !* »
Dit d'un ton nasillard monsieur le Président.
    Le tribunal confère et rend un jugement
Dont le dispositif dit qu'aucun honoraire
N'est au docteur Bisson dû par son adversaire,
Et condamne Bisson à tous frais et dépens.
Étienne en était quitte au plus pour trente francs ;
Bisson, qui, par devoir, avait quitté sa table,
Marché pendant la nuit par un temps détestable,
Fatigué son cheval, fait avec grand succès
Une amputation, récoltait deux procès
Dont les frais se montaient, avec tous les décimes,
A cent quatre-vingts francs soixante et huit centimes,
Et ne recevait rien.
                    — Tel est, par trop souvent,
De nos rudes travaux le triste dénoûment.
    Vous qui croyez encore à la reconnaissance,
Confrères, croyez-en ma vieille expérience :
Si vous ne voulez pas marcher toujours pour rien,
Ni faire des ingrats, prenez le bon moyen :
Faites-vous payer tôt, c'est le moyen unique,
Que je n'ai, par malheur, jamais mis en pratique.

Dr SPARADRAP.

.*.

NOUVELLES A LA MAIN

—

Le père d'un de nos amis, vieillard de quatre-vingts ans passés, vient d'être assez dangereuse-ment malade.

Au cours de la maladie, le fils, qui est méde-cin, a cru devoir appeler deux de ses collègues en consultation.

La consultation terminée, les trois docteurs se disposent à passer dans une pièce voisine pour délibérer.

Le vieillard appelle alors son fils, et, moitié souriant, moitié triste, il lui dit à l'oreille :

— Défends-moi ! n'est-ce pas ?

.*.

En sortant de chez un malade atteint de la pierre, le docteur X... est rencontré par un con-frère auquel il raconte le résultat effrayant d'un premier examen.

— Diable ! fait l'autre, en se frottant les mains, mais c'est un cas magnifique. Tous mes compliments. Seulement, pour broyer cette pierre-là, ce n'est pas un chirurgien qu'il faut, c'est un cantonnier.

.*.

Le docteur R... vient pour voir un de ses malades, M. Z..., qui n'a pas eu le bon goût de l'attendre. Le pauvre diable s'est éteint la nuit précédente. A la vue des tentures noires, le docteur se doute de ce qui se passe; cependant il veut s'en assurer et s'apprête à monter, lorsque le concierge, l'arrêtant au passage :

— Si c'est pour voir M. Z..., lui dit-il, c'est inutile de monter, *il va descendre*.

***

— Docteur, je ne mange pas, je ne dors pas, qu'est-ce que c'est?
— C'est vingt francs.

***

On rapporte que le comte de Buren, favori de Charles V, ayant été atteint à Bruxelles d'une angine grave, Vésale diagnostiqua sa mort et eut l'imprudence d'en fixer l'heure. Un officier de sa suite, en étant informé, prévint le malade.

Quelques instants avant l'heure fixée, le comte assembla ses amis, fit avec eux un repas splendide, leur distribua ses bijoux, donna son épée, se mit au lit, et mourut en effet au moment fixé par Vésale.

On peut se demander si la prédiction n'est pas elle-même la cause de la catastrophe annoncée?

Dr FOISSAC.

.

On lit dans le *Mémorial bordelais* :

« Une dame de la commune de Pessac était affectée depuis deux ans d'un abcès à la gorge, dont elle souffrait beaucoup. A maintes reprises, elle avait consulté divers médecins, qui tous lui avaient administré des remèdes demeurés sans efficacité. D'un autre côté, la malade se refusait énergiquement à toute opération chirurgicale. Un jour, elle reçut la visite d'un vieux médecin, son parent, qui, depuis le moment où il s'était aperçu que ses clients n'avaient pas grande confiance en ses connaissances médicales, s'était résigné à ne plus pratiquer son état et à vivre de ses rentes. Seulement, comme pour se venger du dédain dont il était l'objet, il avait contracté l'habitude de garnir une de ses poches d'ordonnances et de recettes inoffensives. Lorsque, par hasard, on lui demandait un conseil, il disait au malade : « Fouillez dans ma poche, et prenez au hasard. »

Cette loterie avait quelquefois amené des résultats excellents.

Le jour où il se présenta chez la dame, il lui proposa son expédient, qu'elle accepta avec un sourire d'incrédulité ; mais lorsque ayant fouillé dans la poche aux ordonnances elle en eut retiré un billet plié en quatre sur lequel étaient écrits ces mots : « Il vous faut un bain de pieds », elle se prit à rire si fort, que son abcès,

déjà mûri, creva violemment. On nous assure
que cet accident a tenu lieu de l'opération chirurgicale, devenue nécessaire dans le cas en
question, et qu'une guérison parfaite s'en est
suivie. »

.*.

LES BUVEURS D'EAU

COUPLETS CHANTÉS AU BANQUET DE LA SOCIÉTÉ
D'HYDROLOGIE (Mai 1881).

—

AIR d'*Aristippe*.

Cher Président, donnez-moi la parole,
Mais ce n'est pas pour un fait personnel ;
Je veux plaider, avocat bénévole,
Et laver l'eau d'un reproche éternel.
On dit partout (c'est une calomnie)
Que l'eau si pure est un pesant fardeau ;
Qu'aux méchants seuls elle peut faire envie.
Moi je proteste. Honneur aux buveurs d'eau !

Bon Cornaro, de mémoire aquatique,
Quelques radis te semblaient un régal,
Et l'eau de source à ton repas unique
A de ta mort retardé le signal.
Vieux Sanctorius, assis dans ta balance,
Jamais le vin n'inclina ton fléau.
Sobres vieillards, héros par l'abstinence,
Je vous salue ! Honneur aux buveurs d'eau !

Au bon vieux temps, un tribunal inique
De l'eau faisant son complice odieux,
A l'eau donna la forme juridique,
Pour extorquer de prétendus aveux.

15

Pauvres sorciers ! Grâce à vous, la science
Dans l'âme humaine allumait un flambeau,
Et pour souffrir vous donnait la vaillance.
Respect à vous, malheureux buveurs d'eau !

Quand au printemps s'éveille la nature
En arborant les plus riches couleurs,
Le pommier vient, dans sa blanche parure,
Se déployer comme un globe de fleurs.
Si du verger la splendeur renaissante
Offre à nos yeux un si riant tableau,
C'est qu'en avril la pluie est bienfaisante,
Et qu'un pommier est un grand buveur d'eau.

Voici la nuit ! dans une rouge ornière
Sont confondus les morts et les mourants ;
On n'entend rien, hormis cette prière :
« A boire ! à boire ! » en accents déchirants.
Pauvres blessés ! Pour calmer votre envie,
Vous vous traînez jusqu'au bord du ruisseau ;
Plus d'un y meurt, croyant trouver la vie ;
Honneur à vous, valeureux buveurs d'eau !

De ce liquide auquel l'hydrologie,
Chers compagnons, borna notre horizon,
Par Désaugiers la généalogie
Fut célébrée en plus d'une chanson.
Quand du Caveau la cohorte joyeuse
De nos clients grossira le troupeau,
O station, entre toutes heureuse,
Qui recevra ces charmants buveurs d'eau !

Bien chers buveurs, je tends ici mon verre
En terminant ma modeste chanson ;
J'aurais voulu moins mal vous satisfaire ;
Voyez le fond, dédaignez la façon.
Si, pour l'orner, j'emprunte la devise
Qui resplendit sur votre vieux drapeau,

Je ne veux pas, ce soir, de vous qu'on dise :
« Ils fuient le vin. Honneur aux buveurs d'eau ! »

Dr EMILE TILLOT.

*
**

CONTRE LA STÉRILITÉ

—

Le Dr Gubian, de Lyon, pensant aux rapports intimes qui existent entre l'utérus et le larynx, nous disait dans ses leçons intimes : « Si jamais vous rencontrez un jeune mari se plaindre de l'infécondité de sa femme, conseillez-lui de la faire chanter à haute voix pendant l'*actus conjugii*, c'est un moyen très bon pour faciliter la conception.

Une fois j'ai donné ce conseil à un ami, qui attendait sa progéniture depuis plusieurs années ; il eut deux enfants coup sur coup ; après quoi il recommanda à sa femme de... bien serrer les dents.

(Journal de Médecine de l'Algérie.)

*
**

UNE ERREUR DU TÉLÉGRAPHE

—

Un Canadien, parti faire un petit voyage, avait laissé sa femme dans son état habituel de bonne santé. Peu de jours après son départ, il fut surpris de recevoir un télégramme lui annonçant qu'elle était sérieusement malade. Il télégraphie au médecin de la famille pour avoir des détails, et voici la réponse qu'il reçoit :

« Mme B... vient d'avoir un enfant. Si nous pouvons empêcher qu'elle en ait un autre aujourd'hui, tout ira bien. »

Le monsieur, ahuri, court aux renseignements et finit par s'assurer que sa femme avait eu un « chill » (frisson), et non un « child » (enfant). Le télégraphe n'en fait jamais d'autres !...

*
* *

QUATRAIN

Elle eut son temps de vogue ; on l'appelait Titine.
Maintenant, décatie, on la soigne à Lourcine...
Qui s'en souvient encor ?

MORALITÉ.

A tout péché, misère et Ricord.

*
* *

LES CLIENTS PLUS FORTS
QUE LES MÉDECINS

M. Charles Monselet imagine une scène assez amusante pour faire pendant au *Malade imaginaire*.

Voici la scène à faire :

Le malade. — Monsieur, je viens vous voir, je ne sais pas pourquoi… car ma maladie m'est parfaitement connue.

Le médecin. — Ah !

Le malade. — Oui, monsieur… J'ai un eczéma… autrement dit affection herpétique…

Le médecin. — La maladie de notre époque.

Le malade. — Parfaitement. J'ai lu tout ce qui a été écrit à ce sujet… Une bibliotèque entière !

Le médecin. — Permettez-moi de vous examiner.

Le malade. — C'est inutile, monsieur, complètement inutile… Mon eczéma n'est ni stalactiforme, ni murciforme… il n'a rien non plus de furfuracé, ni de squameux ; il appartient au genre dénommé *lichen féroce*, à cause de sa ténacité.

Le médecin, *stupéfait*. — Croyez-vous ?

Le malade. — J'en suis sûr. Tous mes livres sont d'accord là-dessus.

Le médecin. — Alors… nous allons vous traiter pour le *lichen féroce*.

Le malade. — Oh ! oh ! vous allez me traiter… c'est bien vite dit… Comment allez-vous me traiter ?… Par les alcalins ?… Par le soufre ?… le soufre est bien démodé… Par l'arsenic ?…

l'arsenic abîme l'estomac... M. Hardy, dans ses écrits, préconise les sudorifiques, les bains russes... Voyons, qu'allez-vous me faire prendre?

LE MÉDECIN. — Ma foi, ce que vous voudrez.

LE MALADE. — Les cristaux de soude?... le goudron?

LE MÉDECIN. — Choisissez vous-même.

LE MALADE. — Hein? le goudron... Si nous faisions un essai avec le goudron?

LE MÉDECIN. — Faisons un essai.

LE MALADE. — Je vais acheter tous les ouvrages qui traitent du goudron et de ses divers modes d'emploi.

LE MÉDECIN. — C'est cela; nous en causerons ensemble. (*Après avoir écrit sa consultation.*) Voici, monsieur... matin et soir... Quant au régime...

LE MALADE. — Je sais, je sais... Pas de viande saignante... éviter le poisson et surtout les coquillages, les huîtres. A revoir, docteur. (*Il dépose discrètement cinq louis sur le bureau du médecin et sort enchanté.*)

⁂

LE MAL JOLI

—

Marthe en travail d'enfant promettait à la Vierge,
     A tous les saints du paradis,
De n'approcher jamais de ces hommes maudits.
Michelle cependant lui tenait un saint cierge

D'une grande vertu pour les accouchements.
Elle accouche, et sitôt qu'elle eut reprit ses sens :
    « Hé mon Dieu ! ma pauvre Michelle,
    Dit-elle d'une voix faible,
    Éteignez la sainte chandelle,
    Ce sera pour une autre fois. »

RÉGNIER-DESMARAIS.

*
* *

LE MOYEN DE PARVENIR

—

Il n'y a pas de circonstance, quelque étrangère qu'elle paraisse au premier abord à la pratique de la médecine, qui soit indifférente pour un médecin intelligent.

Certes, l'application du macadam ne paraît avoir aucune espèce de rapport avec la clientèle, eh bien ! il existe un médecin qui est parvenu à s'en faire une au moyen du système Bineau.

Le boulevard qu'il habite, et où il vivait à peu près inconnu, est peuplé de beaux magasins. Au moment où commença l'application du macadam, il s'imagina de se faire l'éditeur et le colporteur d'une pétition à l'édilité parisienne, pour prouver que ce système d'empierrement était contraire à la santé, désastreux pour le commerce de luxe à cause de la poussière, etc., etc. Il prenait ses voisins par le bon bout. Chez tous il laissait une copie de la pétition, accompagnée de son adresse, où ils venaient la signer. La chose a parfaitement réussi, mais le macadam n'en envahit pas moins les chaussées de nos rues.

(L'Union médicale.)

*
* *

LA MÉGALANTHROPOGÉNÉSIE

DIALOGUE ENTRE M. ET Mme GERVAIS

—

MADAME GERVAIS

Qui frappe à cette heure à ma porte?

MONSIEUR GERVAIS

C'est moi, madame...

MADAME GERVAIS

Allons, j'y vais...
Mon Dieu, quelle ardeur vous transporte!
Y pensez-vous, monsieur Gervais?

MONSIEUR GERVAIS, *montrant à Mme Gervais
un volume qu'il tient en main.*

Le feu qui près de vous s'allume
Luira dans la postérité :
Nous pouvons, avec ce volume,
Faire un grand homme à volonté.

MADAME GERVAIS

Allons, mon cher, je me dévoue;
Savez-vous bien votre leçon?
Je voudrais voir, je vous l'avoue,
Un savant de votre façon.

MONSIEUR GERVAIS

Parmi ces esprits qu'on renomme
Chacun a ses talents divers :
Convenons d'abord du grand homme
Qu'il faut donner à l'univers.
Faisons un esprit de lumière,
Un astronome audacieux...

MADAME GERVAIS

Qui, perché sur une gouttière,
Se croie un habitant des cieux.

MONSIEUR GERVAIS

Justement ; voici notre affaire.
Naissez, illustre rejeton...

MADAME GERVAIS

Non, non ; vous auriez peine à faire
Mieux que La Grange ou que Newton

MONSIEUR GERVAIS

A Galien j'ai bien envie
Que nous donnions un successeur.

MADAME GERVAIS

Je craindrais de perdre la vie
En mettant au jour le docteur.

MONSIEUR GERVAIS

Un philosophe a son mérite.

MADAME GERVAIS

Y pensez-vous, monsieur Gervais ?

MONSIEUR GERVAIS

Eh bien, faisons donc un jésuite...

15.

MADAME GERVAIS

Fi donc! monsieur, fi donc!... jamais.

MONSIEUR GERVAIS

Un héros?

MADAME GERVAIS

Qu'en voulez-vous faire ?

MONSIEUR GERVAIS

Un émule de Cicéron?
Un poète comme Voltaire?

MADAME GERVAIS

J'irais accoucher en prison.
Guerre et malheur à l'homme habile
Dans ce siècle ignare et falot !
Pour qu'il soit heureux et tranquille,
Décidément faisons un sot.

DE JOUY (Poésies légères).

*
* *

UN VÉHICULE

Un médecin, raconte le *Good Health*, appelé à soigner une dame atteinte de consomption, ordonne des pilules et laisse la prescription suivante : « Trois pilules, trois fois par jour, dans un véhicule convenable. »

La famille discute sur le sens du mot « véhicule », consulte le dictionnaire, et conclut que la malade doit prendre ses pilules pendant une promenade en voiture. Ainsi fut fait, et quelques semaines de grand air et de promenade amenèrent ce que n'avaient pu faire les médicaments, c'est-à-dire un mieux sensible, puis la guérison.

**

A MON AMI CUSCO

CHIRURGIEN DES HOPITAUX

—

Sisyphe encor vivant, je traînais sur la terre
Un bloc de pierre, hélas ! aussi dur que le fer ;
Et cependant des dieux l'implacable colère
Destina, nous dit-on, ce supplice à l'enfer !

Je souffrais ! je souffrais ! et dans ce moment même
Où la douleur pour moi n'est plus qu'un souvenir,
Encor en y pensant, tant elle fut extrême,
Cher Cusco, vers mon cœur je la sens rebondir.

Tu parus, et bientôt un parfum d'espérance
De mon cerveau vaincu conjura le transport :
J'avais peur, je doutais, mais ta calme assurance
Me fit croire à la vie et défier la mort.

Le moyen de douter, lorsque ta main légère,
Portant vers l'ennemi l'instrument destructeur,
L'attaqua hardiment au fond de son repaire,
En éveillant à peine un écho de douleur.

Je l'entendis crier, la pierre torturante,
Lorsque tes doigts de fer venaient de la saisir,
Et chacun de ses cris, vers ma tête brûlante,
Monta comme un rayon d'espoir et d'avenir.

Tu l'attaquas cent fois, cent fois le brise-pierre
De sa masse entamée arracha des débris,
Et bientôt ces débris, transformés en poussière,
Ne déchirèrent plus mes flancs endoloris.

Grâce à toi, cher ami, ma nuit n'est plus troublée ;
Ma pensée elle-même a trouvé le repos,
Et ne demande plus, sinistre et désolée,
La mort, dernier calmant des incurables maux.

Si du grand chirurgien j'aime en toi le génie,
J'admire plus encor les élans de ton cœur,
Ton zèle, ta douceur, ta tendre sympathie,
Qui donnent le courage et bercent la douleur.

Reçois les vœux ardents de ma reconnaissance
Car de tous mes tourments il ne reste plus rien.
Sois béni, sois heureux, c'est ma douce espérance,
Et crois que ton bonheur fera toujours le mien.

Dr A. (1)

*
* *

CONSULTATION

—

— Docteur, j'éprouve des maux de cœur, des dégoûts, des envies bizarres... que faut-il faire ?

— Une layette.

(1) Serait-ce le même client qui, après l'opération, aurait offert à Cusco la magnifique pendule que l'on voit dans le salon du célèbre chirurgien ? Le sujet représente Énée portant son père Anchise, avec cette inscription sur le socle :

Admirez de Cusco la cure singulière,
Il m'a rendu la vie en brisant ma carrière.

UN CALCULEUX RECONNAISSANT.

**

SOUFFRIR EN SILENCE

—

Un dentiste est en train d'extraire une molaire à un de ses clients, qui pousse des cris de merluche.

— Ne criez donc pas comme cela, pour l'amour de Dieu ! dit l'opérateur avec des larmes dans la voix.

— Oui, je comprends, répond le patient, vous souffrez de me voir souffrir.

— Non ; ce que j'en dis, c'est pour les voisins.

— Ça les dérange?

— Si ce n'était que cela... mais ça leur ôte la confiance !

**

BOURDE ANGLAISE

—

Dans une récente soirée officielle, M. Albert Grévy causait de notre chère colonie africaine avec un haut personnage anglais.

— Voyez-vô, Mossieur le Gouverneur, s'écria tout à coup le fils d'Albion, ce qui vous manque en Algérie, ce sont les gros intestins, vous n'avez pas assez de gros intestins.

M. Grévy ouvrit de grands yeux et n'est pas encore revenu de son ahurissement.

L'Anglais avait cherché le vocable *colon* dans
un dictionnaire, et il y avait vu que colon signi-
fiait *gros intestin*.

(Le Voltaire.)

**

EUDOXIE

ou

LA FEMME DE MÉNAGE DE LA SALLE DE GARDE

Air : *Suzon sortant de son village.*

I

Oui, je suis la vieille Eudoxie ;
A la sall' de gard' j'appartiens.
Mon époux est mort en Russie,
M'laissant quatre enfants pour tous biens,
Mais à l'hospice,
Vite j'me glisse,
En demandant à panser les blessés ;
Comme infirmière
D'Lariboisière,
Je m'mangeai l'sang plus de deux ans passés.
Mais, par bonheur qu'un' poplexie
D's intern's emporte l'cordon bleu
Ma foi ! je m'lanc' dans l'pot-au-feu.
V'là l'début d'Eudoxie (*bis*).

II

En c'temps-là, j'avais d'la jeunesse,
Et sans posséder la beauté
Ni la tournur' d'une duchesse,
Rien chez moi n'était frelaté.

Aussi l's internes
Comm' des lanternes,
En me voyant allumèrent leurs yeux.
Mais pas d'bêtise !
Voilà ma d'vise,
Et j'n'écoutai ni les jeun's ni les vieux.
J'suis vot' servante et j'vous r'mercie ;
Passez vot' chemin, mon garçon :
Car c'est un véritabl' dragon
De vertu, qu'Eudoxie (*bis*).

III

Les premiers jours que leur ménage
Par les intern's m'fut colloqué,
Je dois r'connaîtr' que leur langage,
Pour un' jeun' veuv', m'parut risqué ;
Sans êt' bégueule,
Quand on est seule
Y a des propos bien durs à digérer ;
Mais je m'suis faite
A la tempête,
Et j'entends tout, sans seul'ment sourciller.
En vivant dans cett' tabagie,
J'ai l'cœur à présent cuirassé,
Et je n'connais rien d'épicé
Qu'effarouche Eudoxie (*bis*).

IV

Mes maîtr's, il faut bien que j'l'avoue,
Sont faciles à contenter ;
Pourtant, si l'un d'eux m'fait la moue
Et m'embête pour le dîner,
Je suis sans gêne,
Et pour sa peine,
Je n'prends pas d'gants pour lui river son clou.
Si l'on m'ostine
Et m'turlupine,

Gare la bomb' ! J'prends feu comm' l'amadou,
J'ai la parol' toujours choisie,
Mais j'port' la tét' près du bonnet ;
Et j'sais bien fich' son paquet
A qui blague Eudoxie (*bis*).

V

Ya d's instants où parfois j'enrage,
Entr' aut's celui du déjeuner :
Onze heur's sonnent ; j'quitt' toute en nage
L'fourneau qui vient de m'calciner ;
Pas un interne
A la caserne !
Tous mes traînards vienn'nt à la queu' leuleu,
Criant famine,
M'app'lant vermine,
Comm' si leur sall' de garde était en feu.
Ces feignants d'chefs, Dieu ! quelle scie !
Au speculum i'n'font qu'flâner ;
C'est des bêtis's pour fair' traîner
L'déjeuner d'Eudoxie (*bis*).

VI

Depuis l'temps que la sall' de garde
M'voit tous les jours la balayer,
Fair' le lit, ranger les bouffardes,
Et l'matin tout rapproprier,
J'y suis quéqu' chose,
Et je m'y r'pose
Comm' si c'était mon propre appartement.
On déménage,
C'est bien dommage !
Moi, je n'boug' pas de l'ancien logement.
Aussi, j'voudrais qu'l'apoplexie
M'coupât l'sifflet dans cet endroit,
Pour que l's intern's dis'nt à bon droit :
V'là l'tombeau d'Eudoxie ! (*bis*).

Dr E. TILLOT.

*
* *

LE POISON DU ROI

—

On sait que le roi Louis-Philippe avait l'habitude de se médicamenter chaque dernier jour du mois. A ces époques sacramentelles, il se faisait apporter, dans la soirée, un bol de bouillon froid dans lequel il déversait, *secundum artem*, une fiole d'huile de ricin, pour son déjeuner ultra-matinal.

Une nuit, vers deux heures, une personne attachée au palais tombe, comme un coup de foudre, dans le poste des Tuileries occupé par la garde nationale.

— Y a-t-il un médecin ici?

— Oui, répond le docteur Bonami, capitaine du poste, il y a moi.

— Docteur, on a tenté d'empoisonner le roi ; un domestique qui vient d'avaler un breuvage destiné à Sa Majesté expire en ce moment dans des convulsions atroces.

— Conduisez-moi vers le malade et réveillez le roi !

On amène le docteur auprès du lit du malheureux. « Grâce ! grâce ! un prêtre ! » hurle l'infortuné valet en voyant apparaître le capitaine.

Le roi survient presque aussitôt; on lui explique le cas.

— Oh! pardon, Sire, pardon! s'écrie le mourant,

c'est moi qui ai bu le fatal poison, mais j'ai sauvé la vie du roi! Sire, n'oubliez pas ma femme et mes orphelins!

— Gourmand, répond le roi en souriant, tu en seras quitte à meilleur compte. C'était de la bonne huile de ricin, et tu m'en diras des nouvelles!

(Revue de Thérapeutique.)

*
* *

UNE OPÉRÉE DE LISFRANC

Appelé auprès d'une jeune femme qui, à la suite d'un accouchement, avait eu une déchirure du périnée, Lisfranc fit une suture.

A quelque temps de là, un jeune homme vint le trouver dans son cabinet.

« Monsieur le docteur, lui dit-il, je suis marié depuis huit jours, et malgré tous mes efforts je ne suis encore que le fiancé de ma femme... Je me réjouis de la certitude que me donne cette situation; mais cependant je voudrais bien la voir cesser, et je viens vous demander s'il n'y aurait pas une opération à faire... Ma femme est dans le salon, mais j'ai voulu, pour ne pas l'effrayer, venir d'abord vous mettre au courant. »

Lisfranc ouvre la porte... Notre jeune mariée était, vous l'avez deviné, la femme à la suture.

* *

LA MARIÉE LUXÉE

—

Samedi dernier, on allait unir un jeune couple ; la mariée, que la cérémonie amusait peutêtre médiocrement, fut prise d'un bâillement tellement vigoureux, qu'elle se luxa la mâchoire inférieure : au moment de prononcer le *oui* sérieux, impossible de finir le mot. Sa bouche, largement ouverte, et que rien ne pouvait fermer, ne laissait passer que des cris de terreur inarticulés. Tumulte, émotion, tableau.

Le futur, car il n'en était encore qu'à la préface de la cérémonie, ne perd pas la tête ; il entraîne la victime... de l'accident chez un chirurgien voisin de la municipalité, la noce le suit.

L'homme de l'art voit tout à coup son salon envahi par une noce touffue, précédée d'un monsieur sans chapeau, portant le costume solennel de l'hyménée, et traînant après lui une jeune fille couronnée d'oranger.

Tout le monde parlait à la fois, excepté la mariée, qui continuait, faute de mieux, à pousser des cris désespérés. Le chirurgien se croyait à une répétition de la *Mariée du Mardi-Gras*.

Enfin il comprit ce qu'on attendait de lui, et la mâchoire, accusée de s'être *décrochée*, fut remise en place. C'est devant le représentant de la Faculté que la jeune fille acheva son *oui* in-

terrompu. Mais celui-là était insuffisant, et elle
dut le recommencer devant l'adjoint, qui avait
dit au cortège : « Ne soyez pas longtemps, ou
je quitte mon écharpe. »

Dr JOULIN.

L'EGOÏSME ET LE BON SENS (1)

Certain docteur émet d'étranges plaintes,
La jalousie a dû les enfanter ;
Mais dans nos rangs j'entends maintes complaintes
Faisant chorus pour nous persécuter.

L'un, du Codex très fervent prosélyte,
Attend de lui la fortune et l'honneur ;
L'autre prétend que si l'art périclite,
On doit s'en prendre au charlatan hâbleur.

Un tel attache au nombre d'officines
Le grand secret qui nous fait végéter ;
Tel autre veut chambres de disciplines,
Enfin un tel ne veut que gourmander.

Qu'une œuvre utile advienne, à sa défaite
Rêvent bientôt les preux du lendemain ;
Au camp voisin surgit un faux prophète
Jetant le doute aux peureux du chemin.

Au mal ardent chacun porte remède ;
De toutes parts surgissent les docteurs.
Pauvre malade, appelle vite à l'aide,
Chasse bien loin ces remèdes trompeurs.

(1) Banquet de la Société de prévoyance des Pharmaciens,
1857.

N'est-il pas dans notre âme une fibre plus sainte,
Sachant vibrer parfois à ce mot : liberté ?
De ce mot dans nos mœurs mettons partout l'empreinte
Et consacrons nos droits par notre dignité.

Que chacun marche au but, guidé par l'aptitude :
A l'un, il faut le bruit, les affaires à flots ;
A l'autre, avec le gain, le calme de l'étude ;
Au front brûlant, l'espoir ; la jalousie aux sots.

Que l'intérêt privé s'agite dans sa sphère,
Le succès t'appartient, homme laborieux !
La paresse, parfois, passe-t-elle première ?
C'est un exemple rare ; et nous n'en pouvons mieux.

Que le succès d'autrui n'allume point nos haines,
L'avenir est ouvert à notre activité ;
Et puis, l'homme opulent récolte tant de peine,
Qu'il est sage souvent d'aimer l'obscurité.

Malgré tous nos efforts, jamais dans un seul moule,
Nous ne fondrons nos cœurs, nos bras et nos cerveaux ;
Celui-ci, plus heureux, saura plaire à la foule :
Un autre n'est puissant qu'auprès de ses fourneaux.

A chacun son labeur, son succès, ses souffrances :
Aux princes de notre art, la gloire et leurs écrits ;
A nous, les praticiens, le commerce et ses chances ;
N'ayons donc entre nous ni morgue ni mépris !

> Honneur à nos chimistes !
> Respect aux commerçants !
> Plaignons les égoïstes,
> Et buvons au bon sens !

E. GENEVOIS.

*
* *

PATAQUÈS

—

Je possède une concierge qui soumet la langue de nos pères à des tortures inimaginables. C'est elle qui se plaignait à un herboriste du voisinage d'avoir des *pédicures* dans la tête.

Dernièrement, un locataire tombe malade.

C'est, dit-on, une phthisie.

L'auguste matrone va trouver le médecin à son cabinet et lui demande son opinion.

Le soir, en revenant, elle racontait la visite à toutes les bonnes de la maison.

— Je comprends pas, criait-elle dans l'escalier, qu'il puisse avoir la poitrine faible, puisque le médecin m'a dit qu'il avait des *tubes d'Hercule* dans le poumon !...

*
* *

DIALOGUE

—

A la gare d'Orléans.

Deux messieurs se font leurs adieux.

— Eh bien, bon voyage, cher Martin, et revenez-nous des eaux en bonne santé. A propos, comme je compte vous écrire, donnez-moi donc bien exactement votre adresse.

— Pour qu'il n'y ait pas d'erreur possible, et

attendu que mon nom de Martin est très porté, mettez sur la suscription de vos lettres :

> *A Monsieur MARTIN*, malade,
>
> A Cauterets-les-Bains
>
> (Hautes-Pyrénées).
>
> Gendron.

REMÈDE CONTRE LE CHOLÉRA

—

— Docteur, que faut-il faire pour se préserver du choléra ?

— Il faut faire ses malles.

UNE VÉRITÉ

—

Un des amis d'Émile Augier le rencontre et, naturellement, lui demande de ses nouvelles.

L'auteur du *Mariage d'Olympe* répond qu'il est un peu souffrant.

— Comment ! Augier, vous êtes malade et vous ne voyez pas de médecins ?

— Mais si....

— Que vous ont-ils ordonné ?

— Un tas de choses.

— Eh bien ?

— Oh ! il y a des maladies qui sont préférables à leurs remèdes.

*
* *

L'ATTACHEMENT A LA VIE

—

Que de tous maux je sois le centre,
Que je sois bossu dos et ventre ;
Que je n'aie aucuns membres sains ;
Que je sois goutteux pieds et mains ;
Que la tristesse me poursuive ;
Tout va bien, pourvu que je vive.

DURYER.

*
* *

LES HONORAIRES DU MEDECIN D'HOPITAL

—

Ceci se passait hier dans une des salles d'un hôpital de la rive gauche.

Un vieux et éminent professeur, M. D..., venait d'exécuter avec un rare bonheur une opération très délicate sur la personne d'une pauvre jeune femme, et quittait sa patiente en lui adressant de paternels encouragements.

La malade, se sentant sauvée, émue d'ailleurs par la bienveillance de M. D..., veut lui prendre les mains et les embrasser ; mais le bon docteur n'avait pu encore se nettoyer, et, au lieu de ses mains, c'est sa joue qu'il présente aux lèvres de la jeune femme. Puis il relève la tête, et s'adressant aux élèves qui suivent sa clinique : « Voilà, messieurs, dit-il en souriant doucement, les honoraires du médecin d'hôpital; je vous assure qu'ils en valent bien d'autres... »

Un des témoins de cette petite scène nous assure que tous les assistants n'ont pu se défendre d'une émotion très réelle.

Nous n'avons aucune peine à le croire, et c'est à ce titre que nous enregistrons ce simple petit fait.

(Le Figaro.)

*
* *

FAITES CE QUE JE DIS
ET CE QUE JE FAIS

—

Une dame malade avait été forcée de voir deux médecins; quand vint sa convalescence, et éprouvant une violente envie de fraises, elle demanda à l'un des médecins si elle pouvait en manger. « Gardez-vous-en bien, lui dit-il, ce serait votre mort ! » Le lendemain, le second médecin, venant voir la malade, la même question lui fut faite : « Mais, répondit celui-ci, c'est un excellent fruit, et je n'y vois aucun inconvénient. » La malade en mangea sans le dire au premier médecin, et ne s'en trouva pas plus mal. A quelque temps de là, les deux praticiens

furent invités à dîner par la dame ; il y avait
des fraises au dessert ; l'un des deux les refusa,
prétextant qu'elles ne lui réussissaient pas, tandis
que l'autre en mangea abondamment. On eut,
dès lors, le secret de la défense de manger des
fraises : celui qui l'avait faite ne pouvait les
digérer.

Dr DECAISNE.

GASCON ET MARSEILLAIS

—

LE GASCON. — Nous avons chez nous, mon
cher, un docteur qui a une de ces réputations !
Impossible d'être reçu à sa consultation.

LE MARSEILLAIS. — Et chez nous donc !... Il
y en a un, c'est épatant !... Je lui envoie, pour
le consulter, ma femme, qui était enceinte de
trois mois. On n'avait pas encore pu pénétrer
dans son cabinet, quand elle a accouché à terme.

ENTRE CONFRÈRES

—

— A la santé de nos malades !
— Volontiers, mais buvons aussi un peu à la
santé de leurs maladies.

*
* *

LA DENT DE SAGESSE

CHANSON

—

I

L'autr' jour, en m'éveillant
J'sentis un mal cuisant ;
Margot m'dit : j'vois c'qui t'blesse,
C'est une dent d'sagesse !
Sans plus tergiverser
Faut t'la faire arracher.

II

Je pensais qu'en marchant
Ça f'rait descendr' le sang...
J'arriv' devant l'dentiste ;
V'là la rag' qui persiste
Je m'dis : — Y faut monter
Et m'la faire arracher.

III

Je grimpe l'escalier,
J'arriv' sur le palier,
Près d'tirer la sonnette,
J'sens qu'ma douleur s'arrête,
Je m'dis : J'vas m'en aller
Sans m'la faire arracher.

IV

En passant d'vant l'portier,
Je me r'mets à crier ;

Y m'dit : Montez sans crainte,
Car pour la somm' restreinte
De trois francs à payer
On va vous l'arracher !

V

Cett' fois pour tout de bon
Je tire le cordon.
— Entrez me dit la bonne,
Y gn'a presque personne...
Le bourgeois sans tarder
Va v'nir vous l'arracher !...

VI

Quand mon tour fut venu
Le dentiste apparut,
Il me dit d'un' voix dure
En r'gardant ma figure :
Prenez la pein' d'entrer
Je vas vous l'arracher !

VII

Sur un fauteuil en cuir
Y m'fait sign' de m'assir,
Puis il m'ouvre la bouche ;
Là d'ssus, moi, v'là que j'louche.
Ya plus à reculer,
Y va me l'arracher !

VIII

Alors y m'fourr' dedans
Un énorme instrument,
Avec un manch' d'ivoire,
Qui m'tourn' dans la mâchoire.
J'manqu' de m'évanouiller.
Y v'nait de m'l'arracher.

IX

J'dis tout d'même merci,
Quand j'm'aperçois, Cristi !
Qu'il s'est trompé d'molaire,
Et que, douleur amère,
C'est la dent d'à côté
Qu'il vient de m'arracher.

X

J' m'écri' : Cré nom de nom !
Ça n'fait rien, qui' m' répond,
Car pour la même somme,
Si vous voulez, jeune homme,
Nous allons r'commencer,
J'vas vous la r'arracher.

XI

Mais alors, pour le coup,
J'prends mes jamb's à mon cou,
Et je crie au dentiste
Qui s'élance à ma piste :
Mon vieux, tu peux t'fouiller,
J'm'en f'rai pus arracher.

XII

Après cet éven'ment
J'ai remporté ma dent ;
La voici toute blanche
Ainsi qu'une pervenche ;
Pour mieux la conserver,
J'vas la faire encadrer.

XIII

La moral' de c'récit,
J'vas vous le dire ici :

C'est qu'lorsqu'un'dent vous gêne,
La chose est bien certaine,
Vaut mieux la fair' plomber
Que d'la faire arracher !

Villemer et Delormel.

**

UN MALADE PRUDENT

M. de Montlusin de Pont de Veyle aimait la bouteille ; il tomba malade et fit appeler le docteur. Le médecin fut cruel : non seulement il interdit l'usage du vin à son client, mais encore il lui prescrivit de boire de l'eau à grandes doses.

Peu de temps après le départ de l'ordonnateur, Mme de Montlusin, jalouse d'appuyer l'ordonnance et de contribuer au retour de la santé de son mari, lui présenta un grand verre d'eau, la plus belle et la plus limpide.

Le malade le reçut avec docilité, et se mit à le boire avec résignation ; mais il s'arrêta à la première gorgée, et rendant le vase à sa femme :

« Prenez cela, ma chère, lui dit-il, et gardez-le pour une autre fois ; j'ai toujours ouïdire qu'il ne fallait pas badiner avec les remèdes. »

Brillat-Savarin.

* *

UNE FEMME QUI ACCOUCHE SOUVENT

—

Au temps où il y avait une garde nationale, un bourgeois est désigné pour monter la garde. Il va trouver son sergent-major et lui demande un sursis.

— Ma femme accouche, dit-il.

Entre maris, on connaît ces empêchements et on se les passe. Le sursis est accordé.

Un mois après, le garde national est désigné de nouveau. Autre demande de sursis, s'appuyant sur le même prétexte. Cette fois le sergent-major se révolte.

— Ah çà! s'écrie-t-il, votre femme accouche encore? Mais, sacrebleu! elle en fait donc son état?

— Oui, major; elle est sage-femme!

* *

UN SONGE PROPHÉTIQUE (1)

—

Dans un jour des plus chauds de l'un des mois passés,
Fuyant la grande ville et sa bruyante arène,
Par le chemin de fer qui mène à la Varenne,
Je débarquai joyeux à Saint-Maur-les-Fossés.

(1) Pièce lue au banquet de l'Association générale des Médecins de France, le 30 octobre 1864.

Là, côtoyant la Marne et sa berge fleurie,
Je foulai, quelque temps, sous mes pas incertains,
        Le tapis vert de la prairie,
A cette même place où, dans leur abbaye,
Copistes patients des manuscrits latins,
Priaient et travaillaient nos vieux Bénédictins.
Mais, bientôt, m'étendant sous l'ombrage d'un hêtre,
Comme un de ces bergers que Virgile chanta,
Je sentis le sommeil s'emparer de mon être,
Et dès que, sur mes yeux, son voile épais flotta,
Par la porte de corne un songe m'arriva.

Au sein de cette belle et riante nature,
De vastes bâtiments, ou plutôt, un palais
        D'une élégante architecture,
Avec son parc ombreux, sa ferme et ses chalets,
M'apparut encadré de fleurs et de verdure.
Sur son fronton sévère et plein de majesté,
Au lieu d'un écusson aux pièces héraldiques,
D'un Phidias du temps la main avait sculpté
        Les trois figures fatidiques,
        Personnages emblématiques
Qui servent de blason à notre Faculté.
C'était le coq d'abord, qui de la vigilance
        Offre le modèle accompli ;
Puis, sur une patère, un serpent arrondi,
        Pour symboliser la prudence ;
Puis enfin cet oiseau qui, déchirant ses flancs
        Pour alimenter sa couvée,
        Présente l'image achevée
        Du plus tendre des dévoûments.
Mais, tandis qu'admirant ces nobles armoiries,
De leur sens figuré j'occupais mon esprit,
Un léger bruit, soudain, troubla mes rêveries,
Et, de notre palais, la grand'porte s'ouvrit.
J'entre sans plus tarder, dans ce vaste édifice,
Et j'arrive bientôt dans une cour d'honneur,
Qui, d'un cloître affectant la forme et la grandeur,
Présente à mes regards l'imposante milice
De vieillards à l'air grave et pleins de dignité,

Dont les traits respiraient le calme et la santé.
Les uns, paisiblement assis sous le portique,
Poursuivant, à loisir, quelque docte entretien,
Refaisaient, mot à mot, la médecine antique,
Et citaient de mémoire, Hippocrate et Galien.
D'autres, traitant l'ennui par un sûr antidote,
Et joignant l'exercice au charme du discours,
Se racontaient, entre eux, quelque fine anecdote,
Ou d'un passé fort tendre ils remontaient le cours.
      Tous, enfin, dans cette retraite,
Ils semblaient vivre heureux et contents de leur sort.
Comme ces nautonniers dont la nef est au port,
Et qui ne craignent plus l'écueil ou la tempête.
L'un d'eux, qui m'aperçut, vint à moi vivement,
      Et, sur mes traits, devinant ma surprise,
      Avec un ton de politesse exquise :
      — Étranger, dit-il gravement,
Vous désirez savoir quel est ce monument
      Qui vous paraît des plus splendides?
Des médecins français ce sont les Invalides.
C'est ici, désormais, que vivent abrités,
Ceux d'entre eux que leur âge, ou leurs infirmités,
      Ou des malheurs immérités,
Ont, tout à coup, plongés dans la détresse,
Et qui, dans cet asile, avec respect admis,
Y retrouvent l'honneur, le repos, la richesse,
      Et la science et des amis.
Bien que comptant à peine un siècle d'existence,
L'*Association des Médecins de France*
A pu créer, enfin, cet établissement,
Qui, de ses fondateurs, s'en ira d'âge en âge,
      Éterniser le dévoûment.
Venez, ajouta-t-il, la salle du Congrès
De quelques-uns d'entre eux possède encor l'image ;
      Venez contempler leurs portraits,
      Venez voir comment tous leurs traits
De la bonté du cœur portent le témoignage.

Tous les deux à l'instant nous franchissons le seuil
D'un riche et grand salon, où mon premier coup d'œil,

Dans les cadres dorés et chargés de sculptures,
Voit les remarquables peintures
Que l'on conserve dans ces lieux,
Avec ce soin touchant et ce culte pieux
Que nous avons pour nos aïeux,
A la place d'honneur, au centre d'un rétable.
Était une tête admirable,
Et qu'après l'avoir vue on ne peut oublier.
— Tenez, dit le vieillard, voici François Rayer.
Des états généraux du monde hippocratique
Il fut le premier président ;
Il eut du vrai savant la modestie antique ;
Comme administrateur il fut ferme et prudent ;
Se montra d'un grand sens et d'un esprit pratique...
— Et fut, interrompis-je avec entraînement,
L'honnête homme, surtout, parmi les plus honnêtes.
— Et ce fin profil-là, cette tête à lunettes,
Me dit le vieillard à son tour,
Le reconnaissez-vous ? — Oui, certes ! c'est *Latour*.
Latour, l'infatigable et premier secrétaire
De notre *Association* ;
L'homme qui sut le mieux, suivant l'occasion,
Parler quand il fallait ; quand il fallait, se taire ;
Qui, d'un esprit mordant, comprenant le danger,
Pour armes ne garda qu'une fine malice ;
Qui du côté de l'ordre aimait à se ranger ;
Qui, même à ses rivaux, savait rendre justice ;
Et qui, durant cinq jours, très grave rédacteur,
Le sixième, abdiquant en faveur du conteur,
Laissait la plume aux mains du bon docteur *Simplice*.

Ici, dans mon sommeil, je fus interrompu
Par je ne sais quel bruit rapide,
Et, quand j'ouvris les yeux, tout avait disparu,
Vieillards heureux, palais splendide.

Mais, de ce songe aimable et si fort regretté,
Quelque chose pourtant au cœur m'était resté :
Il m'était resté l'espérance,
Ce divin aiguillon du courage abattu

Ce remède à toute souffrance,
Dont le christianisme a fait une vertu.

Dr Briois.

*
* *

LES SUCCÈS DE L'HOMŒOPATHIE

—

Un homœopathe, aujourd'hui très en renom, dès le début de sa foi hahnemannienne, pria un pharmacien très honorable de la ville de lui préparer des médicaments selon les formules et les dilutions de la doctrine. Ce pharmacien exécuta fidèlement les prescriptions de la doctrine. Mais il voulut savoir à quoi s'en tenir sur ces médicaments qu'il préparait lui-même de très bonne foi et *secundum artem*. Il les soumit aux analyses les plus délicates et les plus scrupuleuses, et jamais ses opérations chimiques ne purent lui révéler la plus petite trace des substances actives qu'il avait diluées. Cependant, l'homœopathe entassait succès sur succès. Une idée diabolique vient alors au pharmacien. Il se dit : « Si je ne mettais plus un atome d'agent thérapeutique dans les médicaments prescrits par l'homœopathe, qu'arriverait-il ? » Et, en conséquence de cette idée, il ne délivra plus que de l'eau de camomille aux clients du disciple d'Hahnemann, quelles que fussent ses prescriptions. Étrange phénomène ! les succès redoublèrent. Pendant plusieurs mois, les clients du docteur homœopathe furent ainsi malicieusement mis au régime de l'eau de camomille, et le succès fut si complet, les clients devinrent si nombreux, que la création d'une pharmacie homœopathique spéciale s'ensuivit dans la grande ville où se passa le fait que je viens de raconter.

Le pharmacien coupable de cet abus de foi homœopathique raconte son méfait à qui veut l'entendre, et m'autorise même à le désigner par son nom, chose que je ne crois pas utile.

Amédée Latour.

TABACOLOGIE

—

Le tabac et l'amour flattent tous deux nos sens ;
Usons de tous les deux de la même manière,
Et quand nous n'avons rien à faire,
Prenons-en pour passer le temps.
Le tabac et l'amour se ressemblent fort bien.
Beaucoup nous fait du mal ; un peu ne gâte rien.

TOUJOURS GALANT, LE DOCTEUR X***

—

Dernièrement, une de nos plus jolies actrices d'un théâtre d'opérette, dont le larynx laisse un peu à désirer, va chez le spécialiste en question et se plaint d'avoir un *chat* dans la gorge.

— Un chat? répliqua galamment le docteur, il est impossible qu'il ne sorte, par les souris que vous avez sur les lèvres, chère madame.

***

APPRÉCIATION DE LA THERMOMÉTRIE

—

Un malade avait une fièvre typhoïde et plusieurs fois par jour on lui appliquait le thermomètre pour se rendre compte de l'état de la température. Quand la convalescence survint, les applications du thermomètre furent suspendues, mais le malade en réclama de nouveau l'application, disant que *jamais on ne lui avait appliqué un remède qui fît autant de bien que celui-là.*

***

SANGSUES A L'USAGE INTERNE

—

Il s'agit d'une fluxion de poitrine. Le médecin a ordonné une douzaine de sangsues. Au lieu de les appliquer sur le côté, le paysan les fait frire à la façon de simples goujons et les avale dextrement. Le lendemain, il remercie son médecin et déclare que ces petites bêtes lui ont fait le plus grand bien, d'autant plus qu'il était à la diète depuis trois longs jours.

(*Le Praticien.*)

* *

ÉTONNANTS, CES DENTISTES!

—

Il fut un temps où tous les ténors se disaient Italiens. Armand devenait Armandi, Nicolas Nicolini et Durand Dorandi. Aujourd'hui les dentistes se disent volontiers Américains. Pourquoi? On n'a jamais pu le savoir. L'un de ces Américains, né dans Tarn-et-Garonne, a trouvé un moyen facile de doubler ses revenus. Dernièrement, un de mes amis était entré chez lui pour un blanchissage général de ses molaires. Il y avait plusieurs personnes dans le salon et, dans l'espoir d'obtenir un tour de faveur, il fit passer sa carte au praticien. Le valet de pied l'introduisit aussitôt dans le cabinet, où il aperçut une dame renversée sur un fauteuil, une vessie en caoutchouc sous le menton. « Entrez, docteur! » dit le dentiste avec un clignement d'yeux. Notre ami pensa que le titre de docteur ne lui était donné que pour justifier la faveur dont il était l'objet; il s'assit en opinant du bonnet. La dame fut endormie, le dentiste procéda à l'extraction d'une incisive. « Je vais vous prendre tout de suite, dit alors le dentiste. C'est bien le moins que je puisse faire pour vous. — Comment cela? — Il y a beaucoup de gens, des femmes surtout, qui ne consentent à se laisser endormir qu'en présence d'un médecin. Je fais entrer un client quelconque, que j'appelle « docteur », et je compte un louis de plus sur la note. »

Aurélien Scholl.

*
* *

LA FEMME MALADE

—

Du fond de l'Angoumois nouvellement venu,
Débarqué dans Paris, n'ayant encor rien vu,
Mais beau, mais jeune, et fait pour voir dans cette ville
   Bien des choses en peu de temps,
   Recommandé par ses parents,
Florimont se rendit chez madame Dorville.
   Seule, dans un salon doré,
Par la main des beaux-arts galamment décoré,
   Avec négligence étendue,
Elle était sur un lit sculpté, verni, brodé,
Vulgairement chaise-longue appelé.
Le jeune homme s'étonne et se trouble à sa vue.
Il craint d'être indiscret, il pense qu'elle attend
   Dans cet appareil un amant.
   Il apprend qu'elle était malade.
« Vous malade ! madame, hélas ! en vous voyant
Comment se peut-il qu'on se le persuade ?
Ces grands yeux bleus remplis dans ce moment
D'une langueur si douce et d'un feu si touchant,
  Ce teint si frais, ce coloris brillant,
Ce sein dont la blancheur m'éblouit et m'enchante,
Ne marquent pas en vous une santé constante ?
Que je plains vos beaux jours perdus dans la douleur ! »

Comme il disait ces mots, on annonce un docteur,
Homme fort à la mode et fort prisé des belles :
   Aussi, pour réussir près d'elles,
Pour briller dans le monde, il avait pris le nom

De la plus aimable saison ;
Il s'appelait Printemps. Il entre avec aisance,
Il salue avec grâce ; il parle en souriant,
D'un ton doux, mais posé, narre avec complaisance
Les cures qu'opéra son merveilleux talent,
            Cite ses écrits et sa gloire ;
Puis il conte du jour la scandaleuse histoire.
La malade en sourit. « Eh bien, dit-il, et vous ?
Comment cela va-t-il ? Toujours faible, débile ;
Les nerfs sont agacés, des vapeurs ? de la bile ?...
Voyons. » Il prend son bras, il lui tâte le pouls.
« Il est assez égal... et la langue ?... est vermeille.
Cette bouche en fraîcheur n'eut jamais de pareille...
Le sein est toujours dur et le ventre tendu.
Je puis, et c'est un droit de tout temps reconnu,
      Je puis tâter et confesser les belles.
            Sur de pieuses bagatelles
Qu'on trompe un directeur ; que d'un air ingénu
            On lui dise s'être abstenu
            De manger du fruit défendu,
Nul mal de ce péché n'est jamais advenu.
Mais il faut avec nous des récits plus fidèles.
L'aveu le plus naïf aux médecins est dû.
Parlez : depuis hier que vous ne m'avez vu,
            Quel régime avez-vous tenu ?
Avez-vous bien soupé, bien veillé, bien couru ?
Votre époux de ses droits a-t-il fait quelque usage ? »
— Lui ? jamais. — Il a tort. Et vous n'avez reçu
            De nul autre un secret hommage ?
            Vous souriez... J'entends... Oui, mais
      Modérément, sans doute... sans excès ?
            — Oh ! non, non : je n'en fais jamais.
— Bon : je vous reconnais ; vous êtes toujours sage.
Continuez ; prenez dans cette occasion
            De ces petits bols de savon,
De l'eau de veau, des bains ; surtout qu'avec prudence,
Époux, valets, parents et toute la maison
Laissent de votre sang calmer l'impatience.
            La moindre contradiction
Causerait à vos nerfs trop d'irritation.

Qu'on redouble de complaisance. »

Il dit, il part, il salue, en passant,
Le jeune homme, à l'écart retiré prudemment.
Le jeune homme revient vers le lit de la belle :
« Comment vous trouve-t-il ? — Beaucoup mieux, lui
        Mais, hélas ! voici mon époux,   [dit-elle.
— Le médecin vous quitte, et comment allez-vous ?
Lu i dit-il brusquement. — Ma maladie empire.
— Je le crois ; et comment voudriez-vous guérir ?
Toujours couchée ; ainsi l'humeur doit s'épaissir…
        — Ah ! vous allez encor me contredire.
Rien ne m'est plus nuisible ; et c'est précisément
Ce que le médecin, ici, vient de défendre.
Je sens que mes vapeurs vont déjà me reprendre.
—Eh! non, non, je m'en vais.—Ah! monsieur, en sortant,
        Dites qu'on défende ma porte.
        Je sens une douleur trop forte.
    Je ne veux voir personne absolument »
Le jeune homme aussitôt voulut se retirer.
« Non, lui dit-elle, non ; vous pouvez demeurer.
Trop de monde fatigue, et la foule m'ennuie.
Tous ces vagues discours n'ont pour moi nul attrait.
Une seule personne a bien plus d'intérêt ;
Sa conversation calme la maladie. »

Le jeune homme étonné la parcourt des yeux.
Il rencontre les siens, si beaux, si pleins de feux,
Que sa voix s'en altère ; il tremble, il balbutie.
        En souriant elle lui prend la main,
La serre en soupirant, la porte sur son sein,
        Tant est grand le mal qui l'oppresse.
« Votre mal, lui dit-il, redouble ma santé.
        Je respire la volupté.
Pardon : mais je ne puis contenir mon ivresse.
— Que faites-vous ? Ah ! ne m'attaquez pas…
Ménagez-moi du moins… Je suis trop faible… hélas!
Je vais m'évanouir… » Sa tête avec mollesse,
        Tombe à ces mots sur le coussin ;
Son œil demi-fermé ne voit plus la lumière ;

17.

Sa prunelle se perd sous sa longue paupière,
Et de fréquents soupirs agitent son beau sein.
Mais quand de cet état elle fut revenue :
« Cruel, qu'avez-vous fait ? dit-elle tendrement.
Ah ! si ma force ainsi ne s'était point perdue,
Oui, croyez-moi, malgré votre ascendant,
        Je ne me serais point rendue ;
Ou si du moins le sort eût voulu, malgré moi,
        Que je subisse votre loi,
        Je me serais mieux défendue. »

GUDIN.

* *

LE FOND DU SAC

—

On causait somnambules et spirites devant le docteur X.

Il se taisait.

— Et vous, docteur, qu'en pensez-vous ?

— Je pense que tous ces farceurs parlent toujours du fluide, mais ne pensent qu'au solide.

—

« Jamais, disait un célèbre médecin, on ne m'a éveillé, la nuit, pour une personne qui n'avait pas soupé ; mais on m'a éveillé cent fois pour des personnes qui avaient trop soupé.

—

Un individu poursuivi pour diffamation

tomba malade et mourut. Bouvart, son médecin, dit alors qu'il l'avait tiré d'affaire.

Le même médecin, soignant un autre malade
qui avait mauvaise réputation, disait : « Il faut
qu'il soit bien mal, car il ne prend plus rien. »

—

Un particulier, dont la femme venait d'accoucher au bout de six mois de mariage, s'adressa
à un chirurgien pour lui demander la cause de
cette précocité : « Tranquillisez-vous, reprit le
docteur, il arrive souvent que les premiers
enfants sont précoces, mais jamais les autres. »

—

Hyacinthe, jeune bergère,
Avec le séducteur Melcourt,
Se laissa choir sur la fougère,
Et... son tablier devint court.
Lors, se livrant la pauvre fille
A ses regrets, à sa douleur,
Elle voulut à sa famille
Cacher l'effet de son malheur.
Il existait dans le village
Un médecin prudent et sage,
Connu par ses savants exploits ;
Elle fut le voir.... « C'est dommage,
Lui dit le docteur, je le vois,
Mais, mon enfant, prenez courage...
— Monsieur !... — La nature a ses lois...
De combien êtes-vous enceinte ?
— Hélas ! dit la pauvre Hyacinthe,
Je ne le suis que d'une fois ! »

CAPELLE.

Un homme mourut martyr de son engoue-
ment pour le charlatanisme mesmérien. Dulong
avait promis de le sauver par la vertu du baquet.
« Eh bien! lui dit quelqu'un, malgré votre promesse, le voilà là! — Qu'est-ce que cela prouve?
reprit Dulong; il est mort guéri. »

—

Une dame consultait un médecin célèbre sur
un remède à la mode.

— Excellent, madame, mais dépêchez-vous
d'en user pendant qu'il guérit : ces sortes de
remèdes ne sont bons que pour six mois.

—

Un élève en médecine se présente à l'examen
avec une chemise à jabot qui faisait honneur à
sa blanchisseuse. Cela sortait de son gilet avec
un éclat à faire loucher le professeur qui l'interrogeait. Dans le fait, le vieux docteur en était
tout offusqué, et il prononça sur-le-champ
qu'un si beau jabot ne devait pas appartenir à
un récipiendaire bien savant. « Monsieur, dit-il,
pourriez-vous me dire ce que vous entendez
par jabot? » Le candidat, troublé, ouvre de
grands yeux, les abaisse sur sa poitrine, regarde
le professeur et rougit. « Allons, vous ne savez
pas ce que c'est qu'un jabot, c'est le troisième
estomac d'un dindon. »

—

Plutarque, louant Pompée sur la facilité et la simplicité de son vivre ordinaire, dit de ce héros : « En une sienne maladie, étant dégoûté et ne pouvant manger, son médecin lui ordonna, pour le mettre en appétit, de manger une grive. On en chercha partout, et n'en put-on trouver à vendre, parce que c'était hors de leur saison ; mais il y eut quelqu'un qui dit qu'on en trouverait chez Lucullus, qui en faisait nourrir tout le long de l'année. « Comment ! dit le rival de César, si Lucullus n'était pas gourmand, Pompée ne vivrait-il pas ? » Et, laissant là la grive et l'ordonnance de son médecin, il se fit accoutrer de ce qu'on recouvrait facilement. »

—

Un Suisse des environs de Zurich se plaignait à un de ses voisins d'un grand mal à l'œil et lui demandait s'il ne connaissait pas quelque remède. Le voisin répondit : « J'avais, l'an passé, un grand mal à une dent, je la fis arracher et je fus guéri ; c'est à vous de voir ce que vous avez à faire. »

—

Un harpagon, en courant par la ville,
Par le serein eut un œil de perclus ;
Un médecin, docteur vraiment habile,
Pour le guérir demanda cent écus.

« L'ami, dit le richard, quelle erreur est la vôtre ?
Il ne faut pas deux yeux pour gagner son cercueil.
    Moi ! vous compter cent écus pour un œil !
    A ce prix, je donnerais l'autre. »

—

Un homme voyant passer son médecin se détourne ; on lui en demande la raison. « Je suis honteux de paraître devant lui, il y a si longtemps que je n'ai été malade ! »

—

    Dans une officialité,
    Ces jours passés, une soubrette,
    Passablement belle et bien faite,
    Et d'une robuste santé,
Avec la bienséance ayant fait plein divorce,
Dit qu'un vieux médecin l'avait prise par force,
Qu'il fallait ou le pendre, ou qu'il fût son mari.
— Et comment, dit le juge, a-t-il pu vous y prendre ?
Vous êtes vigoureuse, il fallait vous défendre,
L'avoir égratigné, dévisagé, meurtri.
    — J'ai, monsieur, répondit-elle,
    De la force quand je querelle,
    Mais je n'en ai pas quand je ri.

—

Le maréchal de Muy était attaqué de la pierre : sa résolution de se faire tailler étant bien prise, il dit à Louis XVI, quelques jours avant l'opération : « Sire, dans trois semaines je serai aux pieds de Votre Majesté ou à ceux de votre auguste père. »

Un Gascon, malade d'une rétention d'urine, souffrait beaucoup. En l'exhortant à la patience, on lui proposait l'exemple de Job.

« Cadédis, s'écria-t-il, Job pissait, et je ne puis pas pisser. »

—

M. Q... disait qu'un esprit sage, pénétrant, et qui verrait la société telle qu'elle est, ne trouverait partout que de l'amertume. Il faut absolument diriger sa vue vers le côté plaisant, et s'accoutumer à ne regarder l'homme que comme un pantin. Dès lors tout change : l'esprit des différents états, la vanité particulière à chacun d'eux, les friponneries, etc. ; tout devient divertissant, et on conserve sa santé.

—

M. Déterville était privé de la vue depuis près de vingt ans. Il avait été opéré de la cataracte, et l'opérateur n'avait pas réussi ; ce qui fit qu'il demanda au patient un prix énorme, sous ce prétexte que l'opération, ne pouvant pas lui faire honneur, devait lui apporter un grand profit comme compensation.

—

Un charlatan débitait au marché
Certain onguent qu'il surfaisait du double.
« Par la samblen ! dit un rustre fâché,
A nos dépens c'est pêcher en eau trouble.

L'hiver dernier vous l'avez moins vendu.
— D'accord ! moi-même en ai l'âme peinée ;
Mais cet onguent est d'huile de pendu,
Et les Normands ont manqué cette année. »

—

Le prince de Lamballe s'étant livré à la passion malheureuse d'une créole infectée, il fallut
lui faire l'amputation, dont il mourut. Après
l'opération, la cour et le public, qui rit de
tout, l'appelèrent le prince Sans-Balles.

FIN

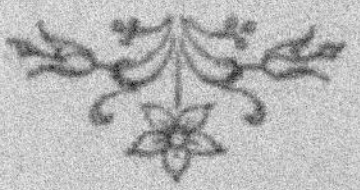

Paris. — Typ. Ch. Unsinger, 83, rue du Bac.